Fei Long
Quantenheilung leicht gemacht

Fei Long

Quantenheilung leicht gemacht

Wie sie funktioniert, wie sie wirkt,
wie man sie jetzt anwendet

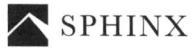 SPHINX

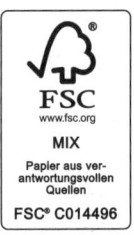

FSC
www.fsc.org
MIX
Papier aus ver-
antwortungsvollen
Quellen
FSC® C014496

Verlagsgruppe Random House FSC-DEU-0100
Das für dieses Buch verwendete FSC®-zertifizierte Papier
Munken Pocket liefert Arctic Paper Munkedals AB, Schweden.

2. Auflage
Originalausgabe
© 2011 Sphinx Verlag
in der Verlagsgruppe Random House GmbH
Lektorat: Annette Gillich-Beltz, Essen
Satz: EDV-Fotosatz Huber/Verlagsservice G. Pfeifer, Germering
Druck und Bindung: GGP Media GmbH, Pößneck
Printed in Germany
ISBN 978-3-424-63041-1
www.sphinx-verlag.de

Inhalt

Mein Weg zur Quantenheilung 9

Sie können heilen – jetzt, sofort! 15
Sie können noch viel mehr. 17

Ein Crashkurs in Quantenheilung 18
Wie sieht eine Quantenheilung aus? 20
  Die Sicht des Empfängers 20
  Die Sicht des Initiators 22
Einen Abgrund kann man nicht in zwei Schritten
überqueren 24
Sieben Schritte – aber in Siebenmeilenstiefeln! 28
  Die sieben Schritte im Überblick 28
    1. Das Problem erfassen 29
    2. Die Intention formulieren 30
    3. Den Heilungsprozess initiieren 32
    4. Den Kontakt mit dem Reinen Bewusstsein
    herstellen 35
    5. In dem Zustand Reinen Bewusstseins
    bleiben. 36
    6. Das Kontaktsignal wahrnehmen 38
    7. Die Veränderung evaluieren 39
    ORINOKO. 39

Was während und nach der Behandlung geschehen
kann 40
Was heißt eigentlich »heilen«? 45

Ein Intensivkurs in Quantenheilung 55
Üben Sie das Nicht-Tun 55
  Über das Handauflegen 57
    Das Scannen 59
    Übungen zur Sensibilität 61
  Über das Synchronisieren 64
    Übungen zum Synchronisieren 66
  Über das Reine Bewusstsein 71
    Übungen für die Gedankenleere 73

QUEST 79
Vom Kreis zur Sphäre 80
Das Wollen aufheben 85
Meditation: vom Kopf zum Herzen 87
Quantenheilung und Atem 91
Durch Raum und Zeit 93
  Fernheilung 93
  Vergangenheit, Gegenwart und Zukunft heilen . . . 97
Power-QUEST – Für »aussichtslose Fälle« 102

Quantenheilung im Einsatz 107
Wer wirklich heilt 107
  Körperliche und seelische Beschwerden 108
    Schmerzen 108

Krankheiten 110
Verspannungen 111
Fehlhaltungen 112
Stress 115
Energiemangel 116
Seelische Probleme 118
Ängste 120
Depression 122
Abhängigkeit 124
Partnerprobleme 126
Zwischenmenschliche Probleme 128
Schule und Lernen 130
Schwangerschaft 131
Geburt 133
Gewichtsprobleme 134
Andere Anwendungen der Quantenheilung 136
Nahrungsmittel und Wasser aufladen 136
Tiere 138
Pflanzen 141
Dinge 142
Materielle Umstände 144
Träume verwirklichen 147

Quantenphysik und Quantenheilung 151

Atome, Quarks und Quanten 153
Welle oder Teilchen? Oder beides? 157
Schrödingers Katze 160
Quantenhafte Schwebungen 163
Wahrscheinlichkeiten, Viele Welten oder
Informationen? 165

Die schöpferische Nullpunktenergie 168
Strings und Branes. 169

Quantenphilosophie 171
Der Verlust der Bedeutung 172
Der Verlust des Wissens 173
Die Begegnung von Wissenschaft und Spiritualität . . 175
Wunder sind möglich 177
    Das Quantenbewusstsein. 178
    Die Welt verändern 180

Danksagung 183

Anhang. 185
    Bibliographie. 185
    Register. 187

Mein Weg zur Quantenheilung

Ich wurde in der Nähe der Stadt Huanggang in einem kleinen Dorf im Süden Chinas geboren. Mao war schon seit drei Jahren tot, und China begann sich allmählich vorsichtig zu öffnen. Auf dem Land merkte man davon noch wenig, doch ich hatte einen Onkel, der – zumindest im Vergleich mit allen anderen Menschen im Dorf – richtig welterfahren war. Er war Chefarzt des Kreiskrankenhauses und war sowohl in westlicher als auch in Traditioneller Chinesischer Medizin ausgebildet. Die westliche Medizin hatte die traditionellen Heilkünste in Asien fast verdrängt – kein Wunder, denn ihre Erfolge auf einigen Gebieten waren nicht von der Hand zu weisen: Antibiotika, Narkose, schnell wirksame Medikamente und sensationelle Operationen, wie Herztransplantationen, waren schon beeindruckend. Obwohl Mao sonst alles Traditionelle verfolgt hatte, hatte er die Traditionelle Chinesische Medizin ausdrücklich gefördert. Das fiel aber nur teilweise auf fruchtbaren Boden. Zwar waren die traditionellen Verfahren wie Akupunktur nie ganz verschwunden, doch sie waren nur noch auf dem Land populär.

Durch meinen Onkel kam ich schon ziemlich früh in Kontakt mit Methoden, die ganz anders waren als die modernen, wissenschaftlich erprobten. Diese Methoden konnten zwar gut neben der westlichen Medizin eingesetzt werden, aber ihre Theorien waren nicht miteinander vereinbar – es waren zwei völlig unterschiedliche Konzepte.

Die chinesische Medizin, bei der es nicht um »Reparatur«, sondern um das Wiederherstellen der natürlichen Balance geht, die man »Gesundheit« nennt, hatte mich schon immer fasziniert. Von meinem Onkel lernte ich Akupunktur – doch ich hatte noch andere Lehrer: Meine Tante übte Qi Gong, meine Großmutter zeigte mir die Heilkräuter, die in der – bis heute! – noch ziemlich unberührten Natur in unserer Gegend wuchsen, und meine Mutter lehrte mich »Jiu Zhu«, die »Neun-Perlen-Heilung«, bei der verschieden große Holz-, Metall- und Steinkugeln verwendet werden, um die Energien der »Fünf Elemente« in Harmonie zu bringen. Im Dorftempel lebte ein alter Mann, der als etwas verrückt galt, doch Kranke suchten ihn gern auf – er legte ihnen die Hände auf, und immer wieder wurden Leute gesund, ohne einen Arzt bezahlen zu müssen. Er nahm nur kleine Geschenke und bestand darauf, dass die Heilung nie sein persönliches Verdienst war. Wir Kinder hatten ein wenig Angst vor diesem Alten, der angeblich ein daoistischer Mönch war. Auch ich hatte Respekt, aber meine Neugierde war größer, so dass ich ihn dann und wann besuchte, um ihm bei seinen »Wunderheilungen« zuzusehen.

Als ich die Schule mit einem Ergebnis abschloss, das mir ein Studium ermöglichte, dachte ich eine Weile ernsthaft darüber nach, Medizin zu studieren – doch die westliche Medizin, die an den Universitäten gelehrt wurde, schien mir zu mechanisch. Also entschied ich mich schließlich für Englische Sprache und Literatur – was sich als sehr gute Entscheidung herausstellte. Denn dadurch hatte ich Zugang zu westlichen Büchern.

Eines davon war das Buch »Quantum Healing« (deutsch: »Die heilende Kraft«) des indischen Arztes Deepak Chopra, das mir ein Brieffreund aus den USA schickte. Ja – auch das war in China inzwischen möglich! Das, was Chopra schrieb, faszinierte mich. Von Quantenphysik hatte ich zwar keine Ahnung, außer dem, was ich in der Schule gelernt hatte, doch die Idee, dass sich uralte Heilkünste (Chopra sprach von Ayurveda, aber ich dachte natürlich gleich an die Traditionelle Chinesische Medizin) mit den Mitteln der modernsten Wissenschaft verstehen ließen, fand ich aufregend. Ich beschloss, mich wieder mehr mit Akupunktur zu beschäftigen. Und ich wollte mehr über die neuesten Erkenntnisse, die Verbindung zwischen der alten Heilkunst und der neuen Wissenschaft erfahren.

Ich begann Akupunktur zu praktizieren. Nur nebenher, bei Freunden und Bekannten. Ich hatte ja inzwischen einen gut bezahlten Job als Dolmetscherin und Dozentin an dem renommierten New Oriental Institute in Kanton.

Bei der Akupunktur hatte ich festgestellt, dass oft allein schon die Berührung mit den Fingern (um die richtigen Akupunkturpunkte aufzuspüren) eine starke Wirkung hatte. Ich begann damit, immer, bevor ich die Nadeln setzte, erst einmal die Hände aufzulegen. Die Wirkung der Akupunkturbehandlungen war dadurch eindeutig stärker. Ich versuchte, gezielt Qi (Energie) über meine Hände fließen zu lassen, um die Energien meiner »Klienten« positiv zu beeinflussen. Und das wirkte! Zumindest wenn ich mich stark darauf konzentrierte. Und dann stellte ich fest, dass die Wirkung manchmal noch stärker zu sein schien, wenn ich mich überhaupt nicht konzentrierte, sondern einfach die Gedanken abschaltete. Das fand ich überaus frustrierend. Was sollte denn das bedeuten? Ich hatte gedacht, wenn ich weiter üben würde, könnte ich meine Energie immer besser lenken und könnte dadurch bessere Erfolge erzielen.

Dann las ich in einem Buch: »Bei der Quantenheilung fließen keine Energien. Die Quantenheilung geschieht.« Als ich das las, war es, als wäre in meinem Kopf ein Schalter umgelegt worden. Ich glaubte, nun zu verstehen. Und jetzt wollte ich es ganz genau wissen. Quantenphysik zu studieren kam natürlich nicht infrage. Aber ich würde einen Schulfreund kontaktieren, der Physiker war und an der Universität Peking lehrte.

Zhang Cheng war beinahe so fasziniert wie ich. Er war zwar Spezialist für Quantenphysik – doch die Verbindung zur Heilkunde war für ihn neu. Bis heute bin ich weit davon entfernt, die Quantenphysik in ihren Feinheiten zu verstehen, doch dank der Erklärungen meines Schulfreundes hatte ich bald eine gute Vorstellung davon, wie Quantenheilung wirken könnte.

Und ich war ganz aufgeregt, als ich deutliche Parallelen zu der alten chinesischen Philosophie des Daoismus fand. Tatsächlich glaubte ich zunächst, auf etwas ganz Neues gestoßen zu sein – doch enttäuscht musste ich feststellen, dass diese Parallelen schon anderen aufgefallen waren. David Bohms Buch »Wholeness and the Implicate Order« (deutsch: »Die implizite Ordnung«) behandelt das Thema ausführlich. Aber immerhin sah ich meine Ahnungen bestätigt.

Nun begann ich, mich ganz auf die Quantenheilung zu konzentrieren.

2006 lernte ich meinen deutschen Mann kennen, seither halte ich mich etwa drei Viertel des Jahres im Westen auf. Jetzt kann ich meinen Traum verwirklichen: das Heilen zu meinem Beruf zu machen. Bald werde ich meine Ausbildung zur Heilpraktikerin abgeschlossen haben.

Das Universum weiß immer, was das Beste für uns ist – darauf zu vertrauen habe ich gelernt. Ein gutes Beispiel dafür ist dieses Buch: Der Sphinx-Verlag war an einem Buch über Quantenheilung interessiert – und ich hatte bereits einen Entwurf in der Schublade. Zwar war der Entwurf auf Chinesisch geschrieben, doch ich hatte fleißig Deutsch gelernt, und mein Mann half mir beim Übersetzen.

Doch was soll »Quantenheilung« überhaupt sein? Das werden Sie in diesem Buch in allen Einzelheiten erfahren. Vorerst möchte ich Ihnen eine knappe Erläuterung geben:

Quantenheilung beruht auf der Interaktion zwischen Bewusstsein und der grundlegendsten Ebene der Realität, der Quantenebene. Indem das Reine Bewusstsein sich gezielt mit der Quantenebene (andere Menschen haben es »Dao«, »Universum«, »Weltgeist«, »Matrix«, »Nullpunktenergie« oder auch »Gott« genannt) verbindet, kommt es zu einer grundlegenden Harmonie – die wir unter anderem als »Heilung« erleben.

Das klingt recht mysteriös, nicht wahr? Keine Sorge: Die Praxis ist viel leichter als die Theorie.

Quantenheilung ist ein wichtiger Sprung in der Entwicklung der Heilkunst. Und da es zu jeder Methode unterschiedliche Zugänge gibt, haben sich auch für die »Quantenheilung« verschiedene »Schulen« gebildet. Doch alle sind sich in ihrer Grundlage einig: Es geht darum, durch das Bewusstsein auf der Quantenebene Kontakt mit der freien Urenergie aufzunehmen. Nur die Philosophien unterscheiden sich ein wenig. Niemand behauptet, dass diese Philosophien schrecklich wichtig seien. Doch es sind eben kleine Unterschiede, die die einen diesen und die anderen lieber jenen Weg gehen lassen, ohne dass einer davon der absolut bessere wäre.

Um die Wege voneinander zu unterscheiden, haben einige Vertreter ihren Methoden Namen gegeben und diese meist markenrechtlich geschützt, beispielsweise spricht Frank Kinslow von »Quantum Entrainment«, Richard Bartlett von »Matrix Energetics« oder Günter Heede von »Matrix Inform«. Ich habe meine Herangehensweise QUEST genannt, was Sie als »Quanteneinstimmung«, »Quanteneinstimmungs-Training« oder (englisch) »Quantum Enhancement Strategy« lesen können. »Quest« ist gleichzeitig ein altes Wort für die spirituelle Suche – und das ist meiner Ansicht nach ein Teil jeder wahren Heilkunst. Ich lege besonderen Wert auf die Gesamtheit der Heilkünste und eben die spirituelle Entwicklung. Doch im Grunde sind Namen und Methoden fast unwichtig: Das Wunder des Phänomens Quantenheilung ist unabhängig von jeder Philosophie erfahrbar.

Sind Sie neugierig geworden? Dann tauchen Sie nun mit mir ein in das Wunder der Quantenheilung.

Fei Long, Guangzhou, Mai 2011

Sie können heilen. Jetzt, sofort!

Sie wundern sich über diese Überschrift? Das ist ganz normal – es wäre seltsam, wenn Sie so etwas ohne weiteres glauben würden. Es klingt ja so, als würde ich behaupten, Sie müssten nur kräftig mit den Armen wedeln und könnten dann wie ein Adler fliegen. Natürlich glauben Sie das nicht. Doch das ist das Wunderbare bei der Quantenheilung: Sie können nicht nur praktisch überprüfen und feststellen, dass Sie tatsächlich – ohne irgendwelche medizinische, anatomische oder gar spirituelle Vorkenntnisse – heilen können, sondern die moderne Physik kann es sogar erklären.

Und das, ohne lange zu studieren. Mit »jetzt, sofort« meine ich genau das: jetzt, sofort. Wenn Sie sehr ungeduldig sind, können Sie ein paar Seiten überspringen und den »Crashkurs in Quantenheilung« sofort, in dieser Minute, absolvieren und gleich Ihr erstes praktisches Erlebnis mit dem Wunder der Quantenheilung machen. Doch ich rate Ihnen: Zügeln Sie Ihre Neugier noch ein paar Minuten, und lesen Sie erst einmal weiter. Es wird ohnehin bald mit der Praxis losgehen.

Sie wundern sich wahrscheinlich immer noch und fragen sich, wie es sein kann, dass Sie angeblich ohne Vorkenntnisse heilen können. Und *wenn* Sie Vorkenntnisse haben, weil Sie beispielsweise Ärztin, Physiotherapeut, Heilpraktiker oder Krankenschwester sind oder einfach eine umfassende Allgemeinbildung haben, wenn Sie sich also im Bereich der Heilkunde ein wenig auskennen – dann sind Ihre Zweifel mit Sicherheit ziemlich heftig. Schließlich haben Sie in Ihrer Berufspraxis die Erfahrung gemacht, dass Heilung nicht »einfach so«, ohne Anstrengung, ohne mühsam erworbenes Wissen, ohne Vorbereitung zustande kommt. Ich kann mir sogar vorstellen, dass Sie etwas (oder sehr) empört sind über meine Aussage. Wenn man ohne Wissen und Erfahrung heilen könnte, würde das ja wohl bedeuten, dass Sie eventuell viele Jahre und vielleicht auch viel Geld in eine Ausbildung investiert haben, die nun völlig nutzlos sein soll.

Doch Sie werden sehen, dass es nicht ganz so ist. Es ist eben nicht so, dass nun alle anderen Heilverfahren unnötig und sinnlos wären. Jede Heilkunst kann von der Quantenheilung profitieren und durch sie unterstützt werden. Und das, obwohl Quantenheilung prinzipiell alles, wirklich alles, selbst »aussichtslose Fälle«, heilen kann. Sie sehen da einen Widerspruch? Ja, das klingt erst einmal so. Aber das wird sich alles im Laufe dieses Buches aufklären. Haben Sie noch ein wenig Geduld, warten Sie ab und bleiben Sie offen und neugierig ...

Sie zweifeln immer noch? Das macht gar nichts. Bei der Quantenheilung geht es nicht um Heilung durch den Glauben. Die Prinzipien der Quantenheilung gründen in der modernen Physik und ruhen auf wissenschaftlich fundierten Grundlagen. Sie sind auch wissenschaftlich überprüfbar – und überprüft worden.

Doch Sie müssen nun nicht zum Physiker werden, um das Prinzip der Quantenphysik zu verstehen. Sie brauchen keine wissenschaftlichen Grundlagen, um sie anzuwenden. Sie folgen einfach einem wirklich kinderleichten Ablauf und können dabei vollkommen skeptisch und kritisch bleiben – und sich von Ihren eigenen Erfahrungen zeigen lassen, wie erstaunlich Quantenheilung wirkt.

Vielleicht wollen Sie *danach* genauer wissen, was die Quantenphysik zur Quantenheilung zu sagen hat und wie Wissenschaftler sich vorstellen, dass Quantenheilung über Reines Bewusstsein heilen und materielle Dinge verändern kann. Aber das hat Zeit. Deshalb habe ich die Kapitel über Quantenphysik, Kultur und Philosophie ganz ans Ende des Buches gestellt. Wenn Sie jemand sind, der erst einmal theoretisch wissen möchte, wie etwas funktioniert, können Sie diese Abschnitte natürlich auch zuerst lesen. Notwendig ist es nicht, um mit Quantenheilung Heilprozesse in Gang zu setzen. Das können Sie, wie versprochen, sofort tun.

Sie können noch viel mehr

Wenn so etwas wie Heilung möglich ist – was könnte das noch überbieten? Der menschliche Organismus, nein, der Organismus eines jeden Lebewesens, eigentlich sogar jede Zelle, ist ein unvorstellbares Wunder, das alle menschengemachten Wunderwerke der Kunst oder Technik übersteigt. Selbst die einfachste Lebensform ist zu komplex, als dass wir sie mit den leistungsfähigsten Computern simulieren könnten – geschweige denn, sie erschaffen. Und das Heilen eines Organismus ist etwas, das einem Wunder nahekommt. Dennoch können viele Menschen dies eher akzeptieren, als wenn sie erfahren, dass man mit der Quanteneinstimmung auch menschliche Beziehungen verbessern, seelische Probleme lösen, für eine friedliche Stimmung am Arbeitsplatz sorgen oder seine materiellen Umstände optimieren kann.

Vielleicht ist es aber auch die Vielfalt der Möglichkeiten der Quanteneinstimmung, die so großes Erstaunen auslöst. Gesundheit, Gefühle, Beziehungen, Frieden, materielle Lebensumstände ... ja was denn noch? Beispielsweise das Heilen von Pflanzen und Haustieren. Oder unsere Nahrungsmittel gesünder machen. Es gibt keine Grenzen.

Und all das können Sie. Auch wenn es sehr nach Zauberei oder Wundern klingt. Wie Sir Arthur C. Clarke es einmal ausdrückte: »Jede hinreichend fortgeschrittene Technologie ist von Magie nicht zu unterscheiden.«

Von der »Technologie« oder besser der Wissenschaft, die hinter der Quanteneinstimmung steht, werden Sie in den letzten Kapiteln dieses Buches hören. Jetzt kommen wir erst einmal zur praktischen Seite der Wunder.

Ein Crashkurs in Quantenheilung

Um Ihre erste Quantenheilung durchzuführen, brauchen Sie nur zwei Dinge: ein Bewusstsein und jemanden, den Sie behandeln. Das war's. Und der Rest ist fast ebenso einfach.

Dass Sie ein Bewusstsein haben, ist selbstverständlich. Doch es wäre gut, wenn es ungetrübt von Alkohol oder anderen Drogen ist. Auch extremer Schlafmangel oder große Verwirrung aus anderen Gründen ist nicht ideal, um eine erste Erfahrung mit der Quantenheilung zu machen. Es ist aber auch nicht nötig, dass Sie in der Bestform Ihres Lebens, vollkommen ausgeglichen, zufrieden und hoch motiviert sind. Ebenso wenig ist es nötig, dass Sie fest daran glauben, dass Quantenheilung wirkt. Im Gegenteil. Ich möchte Sie dazu ermutigen, skeptisch zu bleiben und genau festzustellen, was geschieht, ohne sich etwas einzureden. Bleiben Sie einfach neugierig. »Ergebnisoffen« wäre wohl das treffende Wort.

So – nun brauchen Sie natürlich jemanden, den Sie behandeln können. Prinzipiell kann das jeder, jede oder jedes sein. Sie selbst, ein Freund oder Bekannter, eine Pflanze oder ein Haustier. Ich würde Ihnen jedoch empfehlen, jemanden zu wählen, bei dem Sie ein kleines, aber nicht allzu schwerwiegendes Problem identifizieren können. Dann können Sie die Wirkung besser feststellen. Fast jeder hat irgendwelche kleinen Wehwehchen. Beispielsweise leichte Kopfschmerzen, ein wenig Unwohlsein, Menstruationsbeschwerden, Rücken- oder Gelenkprobleme oder einfach eine gewisse Schlaffheit oder depressive Stimmung.

Ob Sie die Quantenheilung zunächst an sich selbst oder an jemand anderem ausprobieren wollen, hängt davon ab, ob Sie sich trauen. Wenn Sie eher skeptisch und vorsichtig sind, probieren Sie es vielleicht erst einmal bei sich selbst. Ansonsten würde ich Ihnen raten, einen guten Freund zu überraschen. Sie belästigen ihn ja nicht, sondern geben ihm etwas sehr Wertvolles – und beschenken sich gleichzeitig selbst. Denn eine Quantenheilung wirkt sich nicht nur auf den Behandelten, sondern immer auch auf den Behandler (ich sage lieber »Initiator«) heilsam aus.

Wie sieht eine Quantenheilung aus?

Bevor ich Ihnen den Ablauf einer Quantenheilung in sieben Schritten genau erkläre, sollten Sie sich erst einmal anschauen, wie Quantenheilung sich aus der Sicht des Behandelten (Empfänger) und aus der Sicht des Behandlers (Initiator) darstellt.

Die Sicht des Empfängers

Peter erzählt: »Ich hatte schon längere Zeit etwas Probleme mit meinen Knien. Ich habe seit meiner Jugend Leistungssport betrieben, und da ist mit einundfünfzig ein wenig Arthrose wohl normal, das sagte zumindest mein Arzt.

Manchmal, gerade bei feuchtkaltem Wetter, wurde es aber schon sehr unangenehm, vor allem, wenn ich stark in die Hocke ging oder beim schnellen Treppensteigen. Ich wollte aber weiterhin Sport machen und nicht Seniorengymnastik. Also biss ich einfach die Zähne zusammen.

Als ich von Frau Long hörte, dass Quantenheilung helfen könnte, war ich etwas skeptisch, aber auch neugierig. Eigentlich war ich ja zur Akupunktur gekommen – aber Quantenheilung? Das hörte sich ziemlich mysteriös an.

Zuerst sprachen wir ein wenig über mein Problem mit den Knien. Ich wurde gefragt, wie der Schmerz beschaffen sei, und sollte zeigen, bei welcher Bewegung es weh tut. Es wunderte mich, dass Frau Long gar keine Diagnose stellte, sondern mich nur auf einer Skala von 0 bis 100 Prozent einordnen ließ, wie stark die Schmerzen seien, wenn ich diese Bewegung machte. Es war schwierig, das so genau zu sagen; es tat schon ziemlich weh, aber ich konnte es aushalten. Ich fand dann 70 Prozent angemessen.

Nun sollte ich einfach ruhig stehen und sonst gar nichts tun. Ich sollte auch gar nicht versuchen, die Heilung zu unterstützen. Ich war sehr gespannt darauf, was nun kommen würde.

Ich hatte erwartet, dass sie etwas an meinen Knien machen würde, doch sie stellte sich hinter mich und legte erst einen Finger auf meine rechte Schulter und dann einen anderen auf die linke Schulter. Sie hielt die Finger einfach an den beiden Stellen, ohne zu massieren oder sonst etwas zu tun. Erst einmal geschah gar nichts. Doch nach vielleicht einer Minute fühlten sich meine Knie plötzlich ganz komisch an, ganz weich. Ich glaube, ich begann sogar etwas zu schwanken.

Kurz darauf nahm sie ihre Finger wieder weg und fragte mich, wie ich mich fühlte. Ich erzählte ihr von dem plötzlichen Gefühl der Schwäche in meinen Knien. Sie fragte, wie es denn nun mit den Schmerzen sei. Ich ging ein wenig in die Hocke (die Position, in der eigentlich immer Schmerzen auftraten) und war ganz schön erstaunt, dass es kaum weh tat. Das kam schon sehr überraschend – die ganze Behandlung hatte nur ein paar Minuten gedauert, und sie hatte gar nichts getan.

Aber die Schmerzen waren tatsächlich fast weg. Auf der Skala waren es nun höchstens 20 Prozent.

Frau Long bestand darauf, dass ich mich noch ein paar Minuten ausruhte, bevor ich nach Hause ging. Und ich sollte die folgende Woche einmal darauf achten, wie sich mein Knie anfühlte. Wir vereinbarten, dass ich in einer Woche anrufen würde, um ihr zu berichten, wie es mit den Knien ginge.

In der folgenden Nacht wachte ich auf, und beide Knie taten weh, obwohl ich nur im Bett lag. Ich dachte, dass die Behandlung wirklich nicht sehr lange vorgehalten hätte – doch am nächsten Morgen waren die Schmerzen ganz weg und sind seitdem auch nicht wiedergekommen. Mein Orthopäde war schon etwas verblüfft, glaube ich. Er meinte, solche Beschwerden gingen in der Regel nicht von selbst weg.«

Die Sicht des Initiators

Peter kam zu mir und berichtete mir von den Schmerzen in seinen Knien. Akupunktur ist dabei oft sehr hilfreich, gerade bei Arthrose – doch ich wollte es erst einmal mit Quantenheilung versuchen. Peter sah mich etwas verwundert an, aber er wollte es ausprobieren.

Ich fragte ihn, wo es genau weh täte, und bat ihn, mir zu zeigen, bei welcher Bewegung die Schmerzen aufträten. Dann fragte ich, wie stark er die Schmerzen auf einer Skala von 0 bis 100 Prozent einstufen würde, also von »0 – überhaupt kein Schmerz« bis »100 – absolut unerträgliche Schmerzen«. Wenn er die Knie über 90 Grad beugte, waren es 70 Prozent.

Ich formulierte daraufhin die positive Absicht *Die Knie sind flexibel und angenehm warm.*

Ich stellte mich hinter ihn und legte meinen linken Zeigefinger auf seine linke Schulter, auf den Muskel zwischen Schultergelenk und Hals. Dabei übte ich nur leichten Druck aus, so dass ich den Muskel spüren konnte. Nun legte ich den rechten Zeigefinger auf seine rechte Schulter und spürte den Empfindungen an dieser Stelle nach. Ich rief mir noch einmal die Intention, die positive Absicht, ins Gedächtnis und versuchte dann, beide Finger und das Gefühl in ihnen zur gleichen Zeit wahrzunehmen und meine Gedanken loszulassen.

Nach kurzer Zeit spürte ich das wohlige Gefühl, das sich einstellt, wenn man mit dem Reinen, von Gedanken ungetrübten Bewusstsein (oder der »Nullpunktenergie«) in Verbindung tritt.

Ich versuchte dieses Gefühl aufrechtzuerhalten und die Gedanken nicht abschweifen zu lassen – und vor allem keine eigenen Absichten aufkommen zu lassen. Nicht ich heile, sondern das Reine Bewusstsein heilt!

Nach einer Weile, etwa ein bis zwei Minuten, spürte ich, wie die Schultermuskulatur Peters plötzlich weich und er ein wenig zittrig in den Knien wurde – dies ist ein Zeichen für Entspannung und oft das Signal dafür, dass nun der Kontakt mit dem »Nullpunktfeld« hergestellt ist, dass die Quanteneinstimmung gelungen ist und der Heilprozess beginnt.

Die Behandlung war damit beendet, und ich nahm meine Finger wieder weg. Peter war überrascht, dass es so schnell ging. Er erzählte, dass seine Knie plötzlich weich geworden waren. Als ich ihn bat festzustellen, wie stark seine Knie noch schmerzten, machte er vorsichtig eine Kniebeuge und meinte dann erstaunt, dass er tatsächlich deutlich weniger Schmerzen hätte. Auf der Schmerzskala seien es nur noch 20 Prozent.

Ich bat Peter, sich noch eine Weile auszuruhen und der Wirkung nachzuspüren. Danach ging er mit einem guten Gefühl nach Hause und wollte sich eine Woche später melden.

Als er mich anrief, berichtete er mir, dass nach einer kurzen Verschlimmerung in der ersten Nacht die Schmerzen in beiden Knien verschwunden seien. Dies ist bis heute, zwei Jahre später, so geblieben.

Einen Abgrund kann man nicht in zwei Schritten überqueren

Den meisten Menschen fällt es schwer zu glauben, dass etwas so einfach sein soll und trotzdem so wirksam sein kann. Doch dies ist bei genialen Erfindungen nicht ungewöhnlich. Es gab schon mehrere tausend Jahre Menschen auf der Erde, bevor das Rad erfunden wurde – und die ansonsten hoch entwickelten südamerikanischen Kulturen erfanden es nie! Auch die Schrift wurde erst vor ein paar tausend Jahren erfunden.

Es gibt viele einfache, aber geniale Ideen, bei denen wir denken: »Na klar! Darauf hätte ich auch kommen können!« Dennoch kommen wir in der Regel eben nicht selbst darauf. Wir suchen meistens gar nicht nach dem besten, einfachsten Weg, wenn das, was wir tun, irgendwie funktioniert.

Sehen Sie sich doch einmal das Neun-Punkte-Rätsel an und versuchen Sie, die neun Punkte mit vier geraden, zusammenhängenden Strichen zu verbinden.

Wenn Sie die Lösung finden, werden Sie überrascht sein, wie einfach es ist.

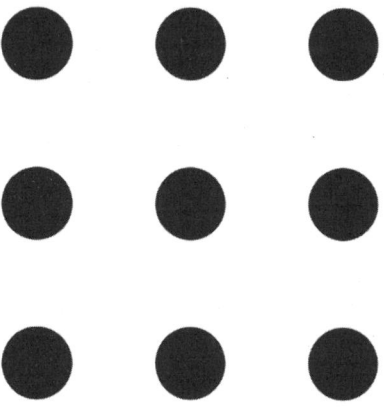

Das Neun-Punkte-Rätsel

Eine neue, revolutionär einfache Methode ist meist nicht das Ergebnis einer Entwicklung, sondern eines Gedankensprungs, eines Heraustretens aus dem Gewohnten.

Es ist auffällig, wie sehr dies der Erfahrung entspricht, die man im Osten oft als »Erleuchtung« bezeichnet. Oder, um es auf eine alltägliche Ebene zu bringen, der Erfahrung bei der Lösung eines Knobelspiels. Um eine eigentlich auf der Hand liegende Lösung zu finden, muss man auch dabei oft die Bahnen des Gewohnten verlassen – man kann sich nicht schrittweise annähern. Es bedarf eines »Quantensprungs«.

Konnten Sie nun das Neun-Punkte-Rätsel lösen? So funktioniert es: Die »Erleuchtung« tritt ein, wenn man merkt, dass man das Viereck, das die Punkte bilden, mit den Linien verlassen muss.

Und was hat das jetzt mit Quantenheilung zu tun? Nun, auch bei der Quantenheilung – wenn wir den Zustand des Reinen Bewusstseins aktivieren – treten wir aus dem Gewohnten heraus. Und dies lässt sie uns so ungewöhnlich erscheinen.

Ich denke, die Quantenheilung ist für die Heilkunst, was das Rad für die Technik ist. Oder die Schrift für die menschliche Kultur. Wahrscheinlich ist jetzt die Zeit für diese Neuerung gekommen. Obwohl die Quantenheilung schon seit Jahrtausenden praktiziert wird, ahnen wir erst jetzt, wie sie funktioniert. Sowohl Spiritualität als auch Wissenschaft haben sich weiterentwickelt, so dass sich diese Aspekte der Realität endlich berühren.

Stellen Sie sich die Realität als einen See vor und die Versuche, sie zu begreifen, als Steinchen, die wir ins Wasser werfen. Die Wellen der Erkenntnis breiten sich aus –

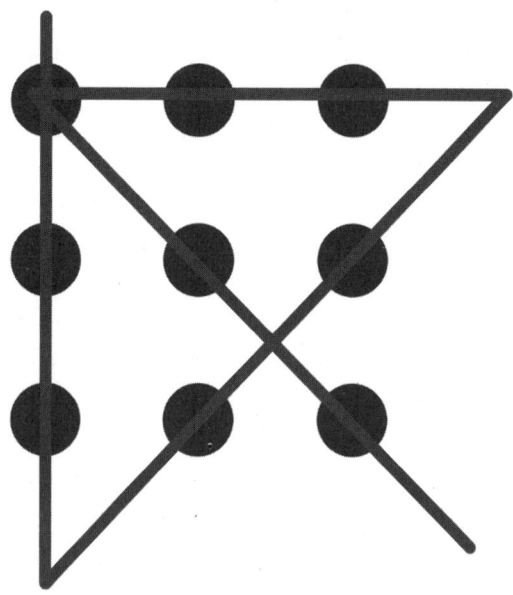

Auflösung des Neun-Punkte-Rätsels

und früher oder später berühren und durchdringen sie einander.

Machen Sie den Sprung über den tiefen, aber überhaupt nicht breiten Abgrund zwischen dem Gewohnten und dem Neuen. Bedenken Sie jedoch: Sie müssen springen, Sie können einen Abgrund nicht in zwei Schritten überqueren.

Lassen Sie sich auf das Experiment ein. Es spricht sehr viel dafür: Sie machen neue, bereichernde Erfahrungen, Sie helfen anderen, Leiden zu überwinden, Sie machen die Welt ein Stückchen besser. Lassen Sie deshalb alle Vorstellungen davon, wie die Welt beschaffen sein soll, los.

Ich verrate Ihnen noch ein kleines Geheimnis: Wenn Sie den Sprung erst einmal gewagt haben, werden Sie überrasch feststellen, dass der Abgrund nicht nur nicht breit, sondern ausschließlich in Ihrer Vorstellung vorhanden war.

Sieben Schritte – aber in Siebenmeilenstiefeln!

Nun kommen wir zu einer ganz neutralen Beschreibung des Ablaufs einer Quantenheilung – einer Art Kurzanleitung. Ich habe die Behandlung in sieben kleine Schritte unterteilt, denn so ist es am einfachsten, dem Ablauf zu folgen.

Übrigens: Damit Sie eine kleine Ahnung davon bekommen, wie das alles mit »Quanten« zusammenhängt, habe ich in diesem und in den weiteren Kapiteln immer wieder ein paar »Quanten-Facts« eingefügt.

Die sieben Schritte im Überblick

1. Das Problem erfassen
2. Die Intention formulieren
3. Den Heilungsprozess initiieren
4. Den Kontakt mit dem Reinen Bewusstsein herstellen
5. In dem Zustand Reinen Bewusstseins bleiben
6. Das Kontaktsignal wahrnehmen
7. Die Veränderung evaluieren

1. Das Problem erfassen

Halten wir erst einmal das Wichtigste fest: Sie müssen keine Diagnose stellen und sich nicht einmal oberflächlich in der Medizin auskennen. Medizinisches Wissen kann unter Umständen sogar hinderlich sein. Ihre Vorstellungen beeinflussen nämlich Ihre Wahrnehmung. Sie sehen dann verstärkt das, was Sie erwarten zu sehen.

Halten Sie also Ihre Vorstellungen über Ursachen, Zusammenhänge und Auslöser zurück. Wenn Sie eine medizinische Ausbildung haben – gut. Aber während Sie eine Quantenheilung ausführen, lassen Sie dieses Wissen beiseite. Es ist hierfür unnötig oder sogar störend. Verlassen Sie sich ganz auf das, was Sie tatsächlich sehen oder was Ihnen derjenige, bei dem Sie die Quantenheilung machen, sagt oder – noch besser – zeigt. Wenn beispielsweise ein Gelenk Probleme bereitet, lassen Sie sich die Bewegung oder Position zeigen, bei der der Schmerz auftritt.

Sie müssen also nichts über die tieferen Ursachen eines Problems wissen, aber was das Problem ist, sollte Ihnen klar sein. Das A und O ist: Zuhören und Hinsehen.

Damit die Veränderung durch die Quantenheilung deutlicher wird, ist es sinnvoll, die Stärke des Problems subjektiv zu quantifizieren. Ich verwende dazu meist eine Einschätzung in Prozent. Zu wie viel Prozent beeinträchtigt das Problem mein Leben? Dabei bedeutet 0 Prozent »überhaupt nicht – es gibt kein Problem« und 100 Prozent »vollkommen – ohne das Problem wäre mein Leben völlig anders«. Sie können natürlich auch Stufen von 1 bis 10 verwenden oder überhaupt keine Zahlen einsetzen, sondern das Problem in eigenen Worten beschreiben lassen.

Was auch immer Sie tun: Es ist sehr hilfreich, den Ist-Zustand festzustellen und auch schriftlich festzuhalten! Man sollte meinen, starke Veränderungen sprächen für sich, doch ich habe es schon erlebt, dass ein Klient seine Rückenschmerzen als äußerst behindernd erlebte (er gab 95 Prozent Beeinträchtigung auf meiner Skala an) und nach der Quantenheilung nur noch 10 Prozent. Trotzdem meinte er, dass sich eigentlich kaum etwas verändert hätte. Er hatte so lange mit seinen Rückenschmerzen gelebt, dass seine Aufmerksamkeit nur auf den Restschmerzen lag (die nach einer Weile ebenfalls verschwanden). Ein gegenwärtiger leichter Schmerz ist immer schmerzhafter als ein vergangener starker Schmerz!

2. Die Intention formulieren

»Intention« bedeutet nichts anderes als »Absicht«. Diese Absicht ist es, die in die tiefen Quantenprozesse eingreift. Sie haben ein Bild von dem Problem – nun stellen Sie ein Gegenbild auf: So soll es sein.

Dazu gibt es die 3G-Regel: gut, genau, gegenwärtig.

»Gut« bedeutet vor allem »positiv«. Das heißt, die Intention sollte einen Zustand beschreiben, nicht einen »Nicht-Zustand«. Bei dem Knieproblem in Peters Beispiel wäre es nicht sinnvoll, eine Intention zu formulieren wie »Die Knie werden nicht mehr so weh tun«. Vermeiden Sie alle verneinenden oder vergleichenden Worte. Die Informationen, die Sie an die Quantenebene vermitteln, sind keine Symbole (also keine Zahlen oder Worte), sondern Bilder, selbst wenn diese Bilder erst einmal mit Worten gemalt werden. »Nicht«, »kein«, »weniger«, »mehr« usw. sind aber keine guten Vorlagen für Bilder. Versuchen Sie doch mal, sich »keinen rosa Elefanten« vorzustellen! Dann erscheint genau das Bild, das Sie nicht wollen – ein rosa Elefant. Bleiben Sie also bei dem, wie es sein soll, nicht bei dem, was nicht sein soll. Ich habe bei Peters Knien daher als Intention das Bild gewählt »Die Knie sind flexibel und angenehm warm«.

»Genau« heißt, dass Sie den Soll-Zustand in Ihrer Intention so präzise wie möglich beschreiben. Manchmal ist es nicht so einfach, das in Worten auszudrücken. Machen Sie sich dabei keinen Druck. Formulieren Sie Ihre Intention möglichst genau und eindeutig – aber wichtiger ist, dass Sie in Ihrem Geist eine Vorstellung davon haben, wie der Soll-Zustand aussieht. Bei meiner Intention »Die Knie sind flexibel und angenehm warm« waren die Worte nur ein Teil. Die Formulierung rief in mir das Bild hervor, dass Peter seine Knie gut beugen konnte und sich dabei wohlfühlte. Wie gesagt: Machen Sie sich keinen Stress. Sie werden intuitiv spüren, ob Ihre Intention passt.

Quanten-Facts
Die Art und Weise, in der Physiker in Experimenten Quantenereignisse beobachten, bestimmt, ob sich ein Quantenobjekt als Teilchen oder als Welle manifestiert. Die Entscheidung für einen bestimmten experimentellen Aufbau entspricht genau dem, was in der Quantenheilung die Intention ist.

»Gegenwärtig« ist der einfachste Punkt der 3G-Regel: Bleiben Sie mit Ihrer Intention in der Gegenwart. Vielleicht kommt Ihnen das komisch vor – weil es ja erst einmal nicht stimmt. Peters Knie waren, als ich die Intention formulierte, eben gerade nicht flexibel und fühlten sich alles andere als angenehm an. Warum also nicht »werden flexibel und angenehm«? Nun, ganz einfach. Es ist wie mit dem rosa Elefanten. Wenn Sie »werden« sagen, bezieht sich Ihre Intention auf etwas, das später kommt. Also nie. Das ist wie bei unseren alltäglichen Absichten. Wenn wir sagen »Das mache ich später« – dann machen wir es nie. Und wir lügen dabei noch nicht einmal. Denn es stimmt morgen ja immer noch ... Der Soll-Zustand ist etwas, das gegenwärtig sein soll und nicht in die Zukunft verbannt wird. Das heißt nicht, dass es sofort geschieht. Doch der Zustand ist nur real, wenn er in der Gegenwart vorhanden ist.

3. Den Heilungsprozess initiieren

Jetzt geht es los. Nun fangen Sie mit der eigentlichen (Selbst-)Behandlung an. In der Regel – oder zumindest anfangs – werden Sie dazu bei sich (respektive bei Ihrem Klienten) die Hände auflegen. Machen Sie sich keine Gedanken darüber, dass Sie die Hände »richtig« auflegen, es fließt keine Energie von einer Hand zur anderen oder von Ihnen zum Klienten (das heißt, keine Energie, die für die Quantenheilung relevant ist)! Sie legen die Hände einfach an zwei Stellen auf. Ebenso gut können Sie die Finger nehmen. Es ist nicht einmal nötig, dass Ihre Hände oder Finger den Körper tatsächlich berühren.

Das Hand- oder Fingerauflegen führt oft zu dem Missverständnis, Quantenheilung sei eine Art »Energiemassage« oder doch eine energetische Methode wie Akupunktur.

Quantenheilung funktioniert aber ganz anders (mehr darüber in den Kapiteln am Ende des Buches). Wenn wir für die Quantenheilung die Hände auflegen, dient das nur dazu, das Gefühl des harmonischen Ausgleichs möglichst einfach wahrzunehmen – und wenn man noch wenig Erfahrung hat, kann man spüren, wann der Kontakt mit der Quantenebene hergestellt ist.

Trotzdem gibt es ein paar hilfreiche Regeln für das Auflegen der Hände oder Finger:

◉ Es hilft, wenn sich die Stellen, an denen Sie die Hände oder Finger auflegen, unterschiedlich anfühlen. Je deutlicher der Unterschied, desto leichter wird es für Sie. Wenn beispielsweise nur das rechte Knie weh tut, wäre es wahrscheinlich am einfachsten, eine Hand auf das rechte und die andere auf das linke Knie zu legen.

◉ Es hilft, wenn Sie Veränderungen der Muskelspannung registrieren können. Wenn Sie bei den Knien nur Ihre Finger auf die Kniescheiben legen, ist das schwierig. Ich lege deshalb fast immer die Hände auf die Nackenmuskeln, die in aller Regel unterschiedliche Spannung haben und schnell auf Veränderungen im Körper reagieren.

◉ Üben Sie keinen Druck aus – Sie machen keine Massage!

◉ Visualisieren Sie nicht und animieren Sie sich oder Ihren Klienten auch nicht dazu! Visualisieren ist zwar eine hervorragende Möglichkeit, Energien zu lenken – doch bei der Quantenheilung lenken Sie nichts! Die Quantenenergie sorgt ganz von selbst für den harmonischen Ausgleich der Energien. Jedes Eingreifen ist da kontraproduktiv.

◉ Seien Sie auf Reaktionen gefasst. Wenn Sie (respektive Ihr Klient) stehen, kann es beispielsweise geschehen, dass Sie urplötzlich umfallen, wenn die Energien sich neu ausbalancieren.

Es sieht also so aus, als ob Sie gar nichts täten. Das stimmt auch – fast. Sie tun nichts weiter als dies:

◉ Sie spüren Ihre Hände.
◉ Sie haben Ihre Intention im Kopf.
◉ Sie gleichen das Gefühl beider Hände aneinander an und lassen alle Gedanken los.

Etwas Übung erfordern die beiden Schritte im dritten Punkt: »Das Gefühl in beiden Händen angleichen« und »Die Gedanken loslassen«.

Hier nur ganz kurz: Konzentrieren Sie sich einfach ganz auf Ihre Hände und auf die Unterschiede. Indem Sie sich der Unterschiede völlig bewusst werden, werden Sie feststellen, wie sie sich von selbst ausgleichen. Das »Gedankenloslassen« passiert dann meist von selbst. Ein Hilfsmittel, wenn sich immer wieder bewusste Gedanken dazwischenschieben, ist, sich eine scheinbar sinnlose Frage zu stellen, wie »Welche Farbe hat dieses Gefühl?« – Ihr Verstand kommt

Quanten-Facts

In der modernen Quantenphysik ist es eine Tatsache, dass Bewusstsein und quantenphysikalische Vorgänge untrennbar miteinander verknüpft sind. Das Synchronisieren in der Quantenheilung entspricht dem Beginn der Messung bei einem quantenphysikalischen Experiment.

damit nicht zurecht, und die Gedanken legen eine Pause ein.

Probieren Sie es aus, experimentieren Sie, finden Sie heraus, wie Sie am besten vorgehen. Im Kapitel »Ein Intensivkurs in Quantenheilung« werden Sie Übungen kennenlernen, die Sie schrittweise sicherer werden lassen.

4. Den Kontakt mit dem Reinen Bewusstsein herstellen

In dem Augenblick, da die Gedanken stillstehen, kommen Sie in Kontakt mit dem Reinen Bewusstsein. Es ist völlig sinnlos, diesen Zustand zu beschreiben – denn erstens ist er eben »ohne Worte«, und zweitens werden Sie es spüren, wenn Sie auf diese Ebene kommen. Dann werden Sie sich zunächst einmal verwundert fragen: Hoppla, was ist denn das? – Und prompt haben Sie das Reine Bewusstsein auch schon wieder verlassen. Das macht aber nichts. Der eine Impuls ist oft bereits genug, um die Quantenheilung in Gang zu setzen.

Der Zustand wird »Reines Bewusstsein« genannt, da Sie vollkommen bewusst sind. Tatsächlich sind Sie sogar bei klarerem Bewusstsein als sonst irgendwann. Denn

Quanten-Facts
Wenn, beispielsweise bei dem klassischen Doppelspaltexperiment, das Photon die Messung durchläuft, kollabiert die Wellenfunktion (Interferenz); das heißt, die bisherige Unbestimmtheit und die Vielzahl der Möglichkeiten konkretisieren sich in einer Möglichkeit. Genau das geschieht auch, wenn das Bewusstsein und die Quantenebene sich berühren.

dieses Bewusstsein ist nicht von Gedanken, Sorgen, Vorurteilen, Ängsten usw. »getrübt«. Sie sind vollkommen Sie selbst, ohne das ganze Beiwerk des Alltags.

Falls Sie Erfahrungen mit Meditation haben, kennen Sie den Zustand. Auch in tiefer Meditation sind Sie auf der Ebene des Reinen Bewusstseins. Deshalb ist Meditation allein schon heilsam, wenn auch nicht so durchgreifend wie Quantenheilung.

5. In dem Zustand Reinen Bewusstseins bleiben

In gewisser Weise ist die Quantenheilung mit einem kleinen Impuls bereits in Gang gesetzt. Es ist jedoch wie bei einem Wasserhahn: Wenn Sie ihn nur ein kleines bisschen drehen, tropft schon Wasser. Doch wenn Sie ein bisschen weiter drehen, füllen Sie das Glas schneller. Dabei macht es keinen Unterschied, ob Sie den Wasserhahn in einer durchgängigen Bewegung aufdrehen oder in kleinen Rucken.

Wenn Sie mit der Quantenheilung beginnen, wird es eher so sein wie ein tropfender Wasserhahn. Dann, mit zunehmender Übung, gleicht es dem Aufdrehen des Wasserhahns in kleinen Rucken. Denn es braucht ein wenig Übung, um auf der Ebene des Reinen Bewusstseins zu verweilen. Wahrscheinlich kommen Sie kurz in Kontakt mit dem Zustand des Nicht-Denkens, des Nicht-Beurteilens und Nicht-Wertens – und dann drängen sich wieder Gedanken dazwischen. Das macht gar nichts. Kehren Sie einfach immer wieder zurück.

Bei nicht sehr gravierenden Problemen werden Sie eine Quantenheilung erfolgreich durchführen, wenn Sie zwei bis fünf Minuten versuchen, in den Zustand des Reinen Bewusstseins zu kommen. Denn – und das ist eines der wichtigsten Geheimnisse der Quantenheilung – Sie berühren immer wieder, ganz von selbst, die Ebene des Reinen Bewusstseins, eine Ebene, die man allgemein als den »Raum zwischen zwei Gedanken« beschreibt. Und daraus folgt, dass Sie immer wieder auf diese Ebene kommen – zumindest dann, wenn Sie mehr als einen Gedanken haben. Denn zwischen den Gedanken liegt die Ebene des Nicht-Denkens oder »nomind«, wie Zen-Buddhisten sagen.

Quanten-Facts
Um ein aussagekräftiges Bild bei einem quantenphysikalischen Experiment zu bekommen, reicht es nicht, ein Photon zu beobachten. Je mehr Quanten zum Experiment beitragen, desto klarer wird das Bild. Erst ab einer gewissen Anzahl von Quanten lässt sich das Interferenzmuster erkennen, das durch den Wellencharakter der Quanten entstand. So ist es auch bei der Quantenheilung: Je länger der Bewusstseinsimpuls wirkt, desto deutlicher tritt der Effekt hervor.

Wenn Sie also fünf Minuten lang auch nur *versuchen*, das Reine Bewusstsein zu erreichen, werden Sie einige Momente lang genau dort sein. Und was heißt das für das Versuchen? Es erweist sich schließlich ebenfalls als unnötig. Jede Anstrengung ist unnötig. Lassen Sie es einfach geschehen.

6. Das Kontaktsignal wahrnehmen

Wenn Sie in Kontakt mit der Quantenebene kommen, wenn die Intention auf der Quantenebene wirksam wird, dann werden Sie das spüren können, wenn Sie ein bisschen aufmerksam sind.

Manchmal sind die Anzeichen nicht zu übersehen – wenn Sie zum Beispiel plötzlich umfallen. Das kommt gar nicht so selten vor. Sie werden nicht ohnmächtig, sondern geraten nur aus dem Gleichgewicht. Genauer gesagt: Eigentlich kommen Sie ins Gleichgewicht, doch Ihre Muskeln versuchen immer noch, Störungen auszugleichen. Stellen Sie sich vor, Sie zögen an einem Strick – plötzlich reißt der Strick, und Sie stolpern oder fallen hin. Genauso ist es, wenn die Quanteneinstimmung wirksam wird.

Es ist natürlich nicht immer so auffällig. Meist verändert sich die Muskelspannung so wenig, dass Sie das selbst überhaupt nicht mitbekommen. Das ist der Grund dafür, warum ich gerne den Kontakt mit den Nackenmuskeln halte – da zeigen sich selbst leichte Veränderungen sehr schnell.

Manchmal können Sie das Kontaktsignal auch hören. Oft wird nämlich die Atmung plötzlich freier, und Sie atmen hörbar (erleichtert) auf.

> **Quanten-Facts**
> Bei einem Quantenexperiment geht es unter anderem darum, Muster zu erkennen, die durch die Überlagerung (Interferenz) von Quantenwellen entstehen. Erst ab einer gewissen Zahl von Einzelmessungen wird das Interferenzmuster klar sichtbar. In der Quantenheilung wird das Muster als »Kontaktsignal« sichtbar.

Wenn Sie ein Kontaktsignal wahrnehmen, können Sie den Kontakt mit den Händen abbrechen. Auch wenn Sie nur ein paar Sekunden die Hände aufgelegt haben. Manchmal geht es blitzschnell. Im Allgemeinen wird es aber etwa zwei bis fünf Minuten dauern. (Bei schweren Problemen dauert es meist länger, darüber später mehr.)

7. Die Veränderung evaluieren

Der Begriff »evaluieren« kommt aus der Wissenschaft und bedeutet, etwas objektiv einschätzen oder bewerten. Im letzten Schritt der Quantenheilung sollen Sie sich bewusst werden, was geschieht. Und ebenso wichtig: Sie (respektive Ihr Klient) sollen auch auf rationaler Ebene die Veränderung erkennen. Die Evaluation gibt Ihnen einen Anhaltspunkt dafür, ob Sie auf dem richtigen Weg sind.

Deshalb gehört bei mir dazu, dass ich immer sowohl vor als auch nach der Behandlung (auch wenn es nicht um Quantenheilung geht) die Schwere eines Problems einschätze (bzw. den Klienten einschätzen lasse). Sie glauben gar nicht, wie sehr dies das Bewusstsein schärft!

Aber natürlich wirkt die Quantenheilung auch, wenn Sie es nicht tun.

ORINOKO

Diese sieben Schritte lassen sich noch einmal kurz und prägnant zusammenfassen. Die zentralen Begriffe und damit der Ablauf lassen sich mit »ORINOKO« leichter merken.

O wie Orientierung: Sie stellen das Problem und seine Stärke fest,

R wie Richtige Absicht: eine gegenwärtige, genaue und gute Formulierung,

I wie Initiieren des Prozesses: beide Finger (oder Hände) auflegen und spüren,

N wie Nullpunktengerie: Sie spüren das Wohlgefühl des Reinen Bewusstseins,

O wie Offen bleiben: Sie erhalten das Gefühl aufrecht,

K wie Kontaktsignal: beispielsweise Entspannung oder befreites Atmen,

O wie Orientierung: Sie stellen fest, wie sich das Problem und die Intensität verändert haben.

Nun könnten Sie mit Ihrer ersten Quantenheilung beginnen. Vielleicht sind aber auch noch einige Fragen offen. Ein paar davon möchte ich Ihnen nun beantworten.

Was während und nach der Behandlung geschehen kann

Manchmal wird während der Behandlung gar nichts geschehen – das heißt, nichts, was Sie sehen können. Wenn Sie die ersten Male eine Quanteneinstimmung machen, werden Sie vielleicht sogar nicht einmal Ihre Verbindung mit der Quantenebene oder das Kontaktsignal beim Empfänger wahrnehmen. Und dennoch werden Sie – auch wenn Sie während der Behandlung nichts merken – feststellen, dass die Quantenheilung gewirkt hat. (Wenn Sie sich nicht gerade ein besonders schwieriges und komplexes Problem vorgenommen haben.) Diese Wirkung können Sie wahrscheinlich nicht sofort feststellen. Es kann Stunden oder Tage dauern, bis die Quantenheilung sichtbar wird.

Wenn Sie zum ersten Mal eine Quantenheilung probieren, sind Sie wahrscheinlich etwas nervös. Sie haben vielleicht noch meine Worte im Ohr, dass Sie überhaupt nicht aufgeregt sein und sich überhaupt keinen Druck machen müssen, da es ohnehin nicht Sie sind, der heilt – Sie stellen lediglich den Kontakt mit der Quantenebene her und lassen es geschehen. Sie lenken keine Energie, Sie tragen keine Verantwortung dafür, was geschieht (es kann ohnehin nur Positives geschehen), Sie tragen auch keine Verantwortung dafür, wenn nichts geschieht.

Dies wird Ihnen nicht unbedingt die ganze Nervosität nehmen. Aber ein bisschen sollte es schon bringen, wenn Sie wissen, dass Sie nichts falsch machen können. Schlimmstenfalls passiert gar nichts.

Versuchen Sie aber möglichst, jeden Willen – oder gar den Zwang – zu heilen aus Ihrem Bewusstsein fernzuhalten. Am besten Sie machen sich klar, dass Sie bei einer sofortigen, vollkommenen Heilung keinen Stolz empfinden sollten – und keine Enttäuschung, wenn erst einmal nichts zu bemerken ist.

Das ist natürlich leichter gesagt als getan. Es macht aber auch nichts, wenn Sie etwas nervös sind. Es fällt Ihnen dann nur nicht so leicht, sich zu konzentrieren. Die Gedankenstille, die Sie anstreben, will einfach nicht zustande kommen. Doch auch dies ist kein Grund zur Sorge. Zwischen jedem Gedanken ist eine winzige Gedankenstille.

Und die reicht aus, um den Kontakt mit der Quantenebene herzustellen.

Wenn Sie häufig meditieren, werden Sie den Zustand des Reinen Bewusstseins bewusster und leichter erreichen. Für Quanteneinstimmung benötigen Sie aber keinesfalls viel Meditationserfahrung. Jeder kann den Zugang in dem Spalt zwischen zwei Gedanken finden.

Eigentlich können Sie also ganz entspannt sein. Und wenn nicht, versuchen Sie es eben, so gut es geht.

Sie können sich ein ganzes Stück von der Nervosität nehmen, wenn Sie Ihren Klienten (bei Selbstbehandlung sich selbst) richtig einstimmen. Natürlich geben Sie keine Heilversprechen ab – damit setzen Sie sich nur unnötig unter Druck, und Sie dürfen dies ohnehin nicht tun, wenn Sie kein Heilpraktiker oder Arzt sind. Am besten ist es, einfach von einem »Versuch«, einem »interessanten Experiment« oder einer »Übung« zu sprechen. Sich selbst und dem Klienten gegenüber.

Möglicherweise sind Sie also nervös und angespannt und spüren nichts. Viel häufiger wird es aber so sein, dass Sie bei der Behandlung positive Wahrnehmungen haben. Das kann eine aus der Tiefe aufsteigende, sehr angenehme Entspannung sein, ein Gefühl besonderer Wachheit, in der Ihre Sinne besser funktionieren. Und es kann sogar sein, dass Ihre eigenen gesundheitlichen Probleme, Ihre Sorgen, Krankheiten oder Wehwehchen verschwinden, wenn Sie jemand anderen behandeln!

Bei der Behandlung eines Klienten wird dieser in der Regel eine positive Einstellung haben, sonst ließe er sich ja nicht von Ihnen behandeln. Aber vielleicht ist auch er nervös. Mit der Einstellung, dass Sie nichts so furchtbar Besonderes tun, sondern lediglich einen Versuch, ein Experiment, eine Übung machen, verschwindet die Nervosität fast immer.

Es kann natürlich sein, dass Ihr Klient skeptisch ist und nachfragt. Das ist völlig in Ordnung. Lassen Sie ihm seine Skepsis. Sie müssen niemanden überzeugen. Auf Fragen zu Einzelheiten der Quantenheilung antworten Sie so, wie Sie können. Wenn Sie sich mit der Theorie beschäftigt haben, können Sie davon etwas erzählen, wenn Sie mögen. Genauso gut können Sie aber auch einfach sagen, dass Sie gehört haben, diese Methode, die man »Quantenheilung« nennt, soll »irgendetwas« auslösen, und es hat manchen Menschen schon geholfen. Sie machen nur einen Versuch, ein kleines Experiment, eine Übung. Es ist überhaupt nicht nötig, große Erklärungen zu geben.

Und wenn Ihr Klient fragt, was er tun soll, dann ist die Antwort ganz einfach: nichts! Er soll sich weder besonders konzentrieren, noch muss er irgendwelche Entspannungsübungen machen oder irgendetwas visualisieren.

Seien Sie aber darauf gefasst, dass etwas geschehen kann. Geraten Sie also nicht in Panik, wenn Sie (respektive Ihr Klient) während der Behandlung plötzlich einen Lachanfall bekommen, weinen, auf einmal heftig zittern oder gar umfallen. Lassen Sie geschehen, was geschieht. Weinen und Lachen sind Anzeichen dafür, dass sich Blockaden lösen.

Das Einzige, auf das Sie wirklich aufpassen müssen, ist das Problem mit dem Umfallen, das gar nicht so selten geschieht. Sie oder Ihr Klient werden nicht in Ohnmacht fallen; Sie kippen nur um, weil sich durch die Quantenheilung Spannungen lösen und die Muskeln sich umorientieren. Sie sollten also dafür sorgen, dass Sie weich fallen, oder bereit sein, Ihren Klienten aufzufangen.

Es ist schön, wenn schon direkt während der Behandlung etwas geschieht. Dann merken Sie sofort, dass die Quantenheilung wirkt – und das ist ein schönes Gefühl, das Selbstvertrauen gibt. Oft scheint aber erst einmal gar nichts zu passieren. Das ist überhaupt nicht schlimm. Bauen Sie keine großen Erwartungen auf, dann entsteht auch keine Enttäuschung. Nach einer Weile werden Sie ohnehin Sicherheit gewinnen, wenn Sie sehen, dass die Quantenheilung durchaus etwas bewirkt hat.

Wenn sich nicht sofort etwas tut, machen Sie sich bewusst bzw. machen Ihren Klienten darauf aufmerksam, dass eine Wirkung auch noch Tage später auftreten kann. Und weisen Sie darauf hin, dass es mitunter zu einer »Erstverschlimmerung« kommen kann. Das heißt, dass sich nach der Behandlung das Problem erst einmal zu verstärken scheint, beispielsweise Schmerzen deutlicher spürbar sind oder eine starke Erschöpfung auftritt.

Mit einem Bild können Sie das gut erklären: Es ist so, als ob Sie auf einen Berg steigen; jenseits des Gipfels liegt ein einfacher Weg und eine Wirtshütte. Aber um die zu erreichen, müssen Sie erst einmal über den Gipfel. Diese letzten Schritte sind mühsam und erschöpfend, aber notwendig. Genauso ist es mit der Erstverschlimmerung.

Manchmal wirkt eine Quantenheilung sofort. Das ist schön. Doch die wichtigsten Wirkungen werden sich immer erst nach einer gewissen Zeit, Tage oder Wochen später, allmählich manifestieren. Und diese Wirkungen sind immer positiv!

Was heißt eigentlich »heilen«?

Heilung ist ein ziemlich großes Thema. Was ist Gesundheit? Wie kommt Heilung zustande? Wie hängen Gesundheit und Bewusstsein zusammen? Und für uns ist natürlich die Rolle der Quantenheilung wichtig: Kann man mit Quantenheilung »echte« Krankheiten heilen? Welche anderen Verfahren unterstützen die Quantenheilung? Welche Verfahren kann man mit Quantenheilung unterstützen? Oder macht sie andere Heilverfahren unnötig?

Ich habe festgestellt, dass Theorien, die nur mit Hilfe von Worten erklärt werden, oft schwer zu verstehen sind. Deshalb möchte ich Ihnen nun mit Worten und ein paar Skizzen ein Bild malen, das vielleicht die meisten der oben gestellten Fragen beantworten kann.

Die Gesundheit wird in dem Bild durch fünf Brunnen symbolisiert. Die Zahl Fünf ist nicht das Wichtigste, aber auch kein Zufall. In der chinesischen (und auch der tibetischen oder indischen) Medizin spricht man von den Fünf Elementen, von deren Gleichgewicht die Gesundheit abhängt. Ebenso können die fünf Brunnen aber auch die fünf grundlegenden Organsysteme symbolisieren.

Erde	Wasser	Feuer	Holz	Metall
Muskulatur und Knochen	Herz-Kreis-lauf-System	Verdauung	Immun-system	Nerven-system
Wahr-nehmen	Denken	Fühlen	Intuition	Spiritualität
Q	U	E	S	T

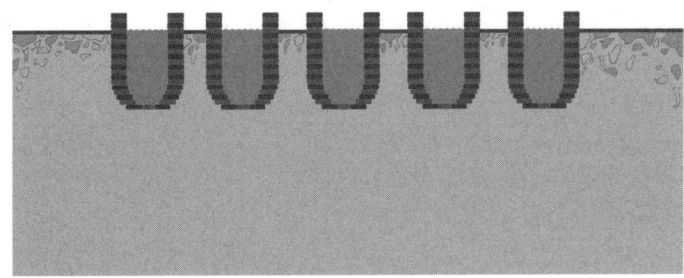

*Die vollkommene Gesundheit wird durch die fünf sauberen,
gefüllten Brunnen symbolisiert.*

Wie gesagt: Die Zahl Fünf ist interessant, aber nicht so
wichtig. Sehr wichtig hingegen ist die Harmonie. In dem
Bild besteht der Zustand perfekter Gesundheit dann, wenn
alle Brunnen gleichmäßig gefüllt sind – wenn alle Organe,
wenn Körper und Seele wirklich eins sind.

Eine Krankheit oder Krise taucht auf, wenn die Brunnen
ungleichmäßig gefüllt sind. Je weniger ein Brunnen gefüllt
ist, desto weniger Energie hat der entsprechende Aspekt
(oder in der chinesischen Medizin: Desto schwächer ist das
entsprechende Element). Und je unterschiedlicher die Pegel
der Brunnen sind, desto mehr ist die natürliche Harmonie
aus dem Gleichgewicht geraten.

Welche Möglichkeiten gibt es nun, diese Probleme –
ganz konkret am Beispiel der Brunnen – zu beheben? Und

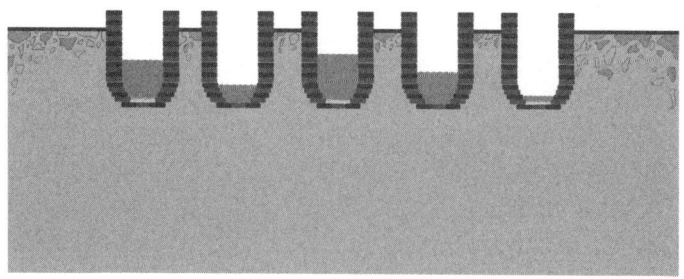

Ist die Gesundheit gestört, sind die Kräfte ungleichmäßig verteilt und die Quellen der Energie versiegen oder sind verunreinigt.

was könnte das im übertragenen Sinn bei den Heilkünsten bedeuten?

Das Einfachste wäre natürlich, gar nichts zu tun. Wenn es regnet, füllen sich die Brunnen schon wieder. Das funktioniert ganz ohne Eingreifen – wenn es denn regnet. In der Heilkunst entspricht das der natürlichen Heilung, die unser innerer Arzt ohne weiteres zustande bringt, wenn das Problem nicht zu gravierend ist und die grundlegenden Faktoren (Ernährung, Bewegung, Atmung) gegeben sind.

Es gibt allerdings auch andere Möglichkeiten, als nichts zu tun. Man kann beispielsweise versuchen, das Problem mit Krafteinsatz zu beheben. Wenn in einem Brunnen zu wenig Wasser ist, könnte man mit Hilfe von Maschinen versuchen, tiefer zu bohren oder Verunreinigungen heraus-

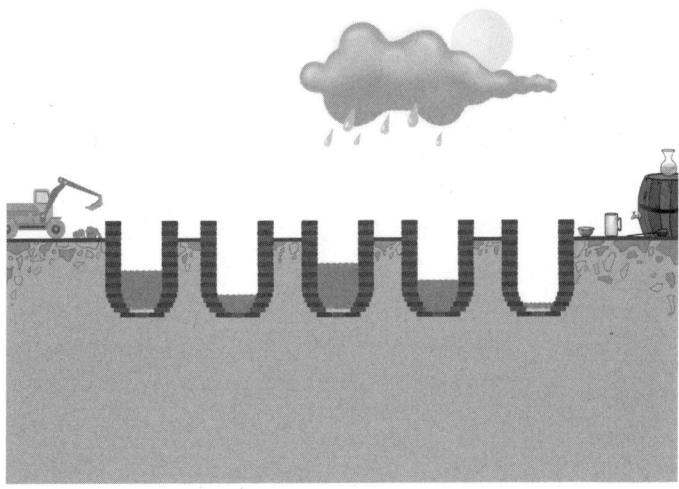

*Heilung kann auf materieller oder feinstofflicher Ebene erfolgen:
Fast alle Methoden der Heilkunst sind sinnvoll – nur das unbedachte,
allzu grobe und lediglich Äußerliche führt in die Irre.*

zubaggern. Manchmal kann das durchaus sinnvoll und erfolgreich sein. Wenn man aber nicht vorsichtig ist, besteht die Gefahr, den Brunnen zu beschädigen oder gar einstürzen zu lassen. Ist jedoch der Brunnen bis oben voll mit Schlamm und Giften, kann ein massives Vorgehen mit schwerem Gerät beinahe die einzige Möglichkeit sein.

In der Heilkunde entspricht das dem Vorgehen der westlichen Schulmedizin, die bei schwersten Problemen (beispielsweise bei einer Schädelverletzung mit einer Hirnblutung) erfolgreich ist, manchmal aber auch durch allzu grobes oder unnötiges Vorgehen Schäden anrichten kann.

Das Dümmste, was man tun kann, um einen niedrigen Wasserstand in einem Brunnen anzuheben, ist wohl, so

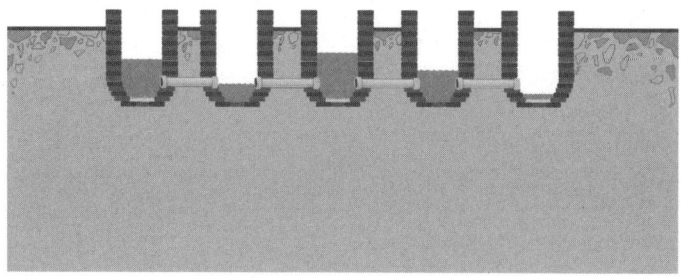

*Bei energetischen Methoden der Heilkunst geschieht etwas Neues:
Verbindungen zwischen Körper, Seele und Geist werden frei und
unterstützen die Heilung.*

lange große Steine in den Brunnen zu werfen, bis das Wasser in die gewünschte Höhe gestiegen ist. Das ändert natürlich gar nichts an der verfügbaren Wassermenge, verstopft
aber den Brunnen und macht ihn vielleicht sogar dauerhaft
unbrauchbar.

In der »Heilkunst« sind das rein symptomatische Behandlungen mit Medikamenten, die das Grundleiden eher
verschlimmern, oder unnötige Operationen, die dauerhafte
Schäden hinterlassen, ohne wirkliche Besserung zu bringen.

Die naheliegendste Möglichkeit, einen niedrigen Wasserstand in einem Brunnen auszugleichen, ist wohl, ihn einfach aufzufüllen. Es gibt dafür unzählige Mittel: Eimer,
Kannen, Schüsseln, Kübel …

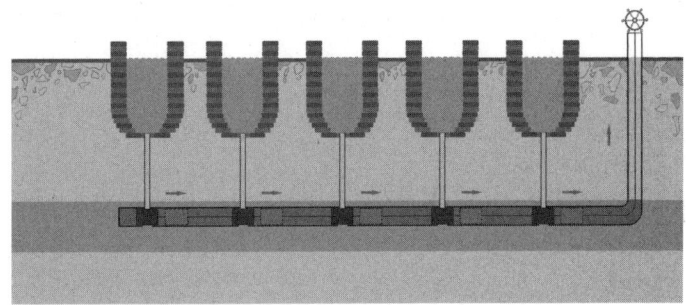

Die Quantenheilung setzt an der Wurzel an. In dem Bild werden alle Brunnen von einer tiefen Quelle gespeist, sobald an dem Rad gedreht wird und die Blockaden den Kontakt freigeben.

Dieses Vorgehen ist ein Bild für den Großteil heilsamer Maßnahmen. Die meisten schul- und alternativmedizinischen Vorgehensweisen gehören dazu. Dem Organsystem, das an Energiemangel leidet, wird auf sinnvolle Weise wieder Energie zugeführt, so dass es seine Funktion wieder reibungslos erfüllen kann. Welche Heilmethode angewandt wird, spielt nur eine kleine Rolle. Wichtig ist, dass die Heilung auf natürliche Art und Weise erfolgt, die im Einklang mit dem Organismus steht.

Es gibt noch weitere, weniger offensichtliche Möglichkeiten, einen niedrigen Wasserstand in den Brunnen zu beheben. Dazu muss man das Innere der Brunnen gut kennen – und dabei auf das Geheimnis gestoßen sein, dass alle

Brunnen über verborgene Kanäle miteinander verbunden sind. Daraus folgt die überraschende Konsequenz, dass ein niedriger Wasserstand in einem Brunnen nur dann entstehen kann, wenn diese Kanäle verstopft sind. Sind die Kanäle weit genug offen, wird sich in allen Brunnen von selbst ein ausgeglichener Level einstellen. Damit wären die meisten Probleme schon einmal behoben – vielleicht ist insgesamt zu wenig Wasser in den Brunnen, und man muss zusätzlich nachfüllen. Vielleicht sind auch die Kanäle erst einmal noch zu eng. Doch das Faszinierende an dieser Vorgehensweise sind die langfristigen Folgen. Sind die Brunnen erst einmal durch offene Kanäle verbunden, findet in Zukunft immer ein Austausch zwischen den Brunnen statt – der Wasserpegel wird von selbst ausgeglichen.

Übersetzt in die Heilkunde ist diese Vorgehensweise diejenige, die den energetischen Methoden der Heilkunst entspricht, wie beispielsweise Akupunktur oder Chakra-Heilung. Energiebahnen werden gereinigt, so dass die Energie frei fließen kann und sich der Organismus selbst heilt. Manchmal reicht das jedoch nicht aus, weil insgesamt zu wenig Energie vorhanden ist, oder der befreite Energiefluss kann nicht schnell genug die Energien ausgleichen. Dann sind zusätzliche Methoden nötig, die Energie geben. Diese Art der Heilung bewirkt eine tiefgreifende Veränderung: Der Organismus wird auf einer anderen Ebene geheilt und kann sich optimal energetisch ausgleichen. Wo es sonst nötig ist, ständig zu beobachten und dauernd einzugreifen, um wechselnde Energiezustände zu harmonisieren, geschieht das ganz von selbst, sobald die Energiebahnen gereinigt sind.

Es gibt aber noch eine weitere, völlig revolutionäre Verbindung zwischen den Brunnen. Sie liegt tief unter ihnen, kann jedoch durch eine außerhalb der Brunnen liegende Mechanik geöffnet werden.

Es existieren nämlich tief verborgene Kanäle, die die Brunnen mit dem Grundwasser verbinden. Diese Kanäle sind jedoch meist verschlossen. Ein Röhrensystem, dessen Öffnungen durch das Drehen an einem Wasserhahn, das außerhalb des Brunnensystems liegt, geöffnet werden können, versorgt alle Brunnen mit dem Grundwasser und verbindet sie untereinander. Sobald dieser Wasserhahn entdeckt wird, ist es ein Leichtes, den Brunnen ständig frisches Wasser zuzuführen und gleichzeitig für einen Ausgleich der Wasserstände zu sorgen.

Nun kommt es darauf an, den »richtigen Dreh« zu finden. Dabei sind Menschen unterschiedlich geschickt: Jeder, der zu dem Hahn Zugang hat, wird die Kanäle öffnen können, doch nicht alle können ihn gleich weit öffnen. Meister in dieser Kunst haben ein sehr gutes Gespür dafür, wie sie an dem Wasserhahn drehen müssen – dann öffnen sich alle Kanäle zum Grundwasser vollständig, und die Brunnen füllen sich in kürzester Zeit, werden stets automatisch nachgefüllt und die Pegel werden immer ausgeglichen sein. Durch den Wasserstrom werden auch eventuell vorhandene Verunreinigungen mit der Zeit fortgespült werden. Anderen gelingt es nicht so vollständig, doch auch sie stellen die Verbindung mit dem Grundwasser her. Die Kanäle sind zwar nicht weit offen, doch nach und nach werden alle Brunnen gleichmäßig gefüllt.

Trotzdem ist es manchmal sehr sinnvoll, die Brunnen zu reinigen, sie zu warten und die Verbindungen zwischen ihnen zu öffnen, also die anderen Methoden einzusetzen. Dann funktionieren die fünf Brunnen völlig reibungslos.

Sicherlich haben Sie schon erraten, wofür dieses Bild steht: für die Quantenheilung. Es ist nur ein »kleiner Dreh«, mit dem eine vollständige Heilung möglich ist, ohne auch nur einen Blick auf den »Wasserstand eines Brunnens« geworfen zu haben – also ohne eine Diagnose zu stellen. Und es zeigt auch, dass, obwohl die Quantenheilung praktisch alles heilen kann, andere Heilkünste durchaus nicht unnötig sind.

Nun geht es aber mit der Praxis weiter. Und zwar ganz intensiv.

Ein Intensivkurs in Quantenheilung

Üben Sie das Nicht-Tun

Ganz gleich, wie gut Sie etwas können: Es geht immer noch besser. Und das hat nichts mit Anstrengung zu tun. Klar, Sie können bei den meisten Dingen besser werden, indem Sie sich anstrengen. Wenn Sie Klavier spielen können, werden Sie besser, wenn Sie viel üben. Das kann qualvoll sein, aber es kann genauso gut Spaß machen. Und wenn es Spaß macht, geht es besser. Doch irgendwann kommt man an einen Punkt, wo es mit Anstrengung nicht mehr weitergeht. Die Anstrengung wird dann zum Hindernis, das den Fortschritt blockiert. Dann lautet die Aufgabe: Loslassen.

Schließlich kommt man an einen weiteren Punkt, an dem man trotz aller Anstrengung, trotz der Freude am Tun und trotz des Loslassens zum Stillstand kommt. Wenn man dann weitermacht wie bisher, passiert nichts mehr. Die Aufgabe lautet dann, etwas ganz anders zu machen.

In der Heilkunst ist die Quantenheilung dieser dritte Schritt. Es ist ein völliger Perspektivenwechsel. Bisher haben Sie zumindest probehalber die Perspektive gewechselt, indem Sie die Quantenheilung ausprobiert haben. In dieser neuen Perspektive fangen Sie wieder auf der ersten Stufe an: Sie üben – und zwar mit Freude.

Im »Crashkurs« haben Sie gelernt, wie Sie eine Quantenheilung durchführen. Sie könnten es dabei belassen. Wenn jemand schwimmen lernt, kann er sofort loslegen, wenn er Schwimmflügel trägt; oder vielleicht beginnt er auch gleich ohne Hilfsmittel. Jeder, der keine Angst vor Wasser hat, kann sofort schwimmen – einen oder zwei Züge. Durch Übung werden es mehr, und schließlich kann man richtig frei schwimmen. Aber um ein Meisterschwimmer zu werden, ist mehr nötig als Übung, und zwar Methode. Ein Olympiasieger im Schwimmen hat nicht nur viel geübt, sondern er hat so lange gezielt an seiner Technik gefeilt, bis er nicht nur vorankam, sondern bis er schneller schwimmen konnte als alle anderen.

Das ist bei der Quantenheilung ganz ähnlich. Sie können sofort loslegen, und es klappt. Es wäre aber schon mehr als seltsam, wenn es mit Übung nicht noch besser ginge. Und ebenso seltsam wäre es, wenn es nicht durch methodische Übung optimiert werden könnte.

Wie aber sieht das Üben bei der Quantenheilung aus? Das Wichtigste bei der Quantenheilung ist das Nicht-Tun (in diesem Fall das Nicht-Denken). Das Überraschende ist nun, dass Sie Nicht-Tun durch Übung erreichen können. Das klingt paradox. Aber Sie werden es gleich ganz praktisch erleben.

Im Folgenden finden Sie einige Übungen, die Ihnen dabei helfen, zu einem Meister in der Quantenheilung zu werden. Sie müssen nicht unbedingt alle Übungen absolvieren, doch ich rate Ihnen, aus jedem Abschnitt mindestens eine Übung intensiv zu machen.

Alle Übungen haben einen Nebeneffekt. Der besteht darin, dass Sie sich danach niemals erschöpft, aber fast im-

mer deutlich wohler fühlen. Ich denke, mit dieser Neben-
wirkung können Sie gut leben.

Über das Handauflegen

Handauflegen hat eine lange Tradition. Allein schon die
Hände intuitiv aufzulegen, wie es Mütter bei ihren Kindern
tun, kann heilsam sein. In vielen Kulturen wird darüber be-
richtet, dass »heilige« Menschen durch Handauflegen selbst
schwerste Krankheiten heilten. Jesus hat durch Handauflegen geheilt, Buddha, vielleicht auch der alte Mönch in meinem Heimatdorf. Durch langjähriges Training kann man
durch die Hände gezielt heilende Energie in den Körper eines Kranken lenken und Heilung auslösen.

Es ist leicht, Quantenheilung damit zu verwechseln. Es
hat aber kaum etwas mit dem traditionellen Handauflegen
zu tun. Sie müssen nicht heilig sein oder werden. Sie müssen nicht lernen, Energien so zu lenken, dass Krankheiten
aufgelöst werden. Bei der Quantenheilung fließt nämlich
überhaupt keine Energie vom Initiator zum Empfänger. Jedenfalls keine, die für die Quantenheilung relevant ist. Indem wir die Hände auflegen, können wir unsere Intention
und Konzentration einfach nur besser lenken. Die Hand-
kontakte helfen unserem Bewusstsein, den Impuls zu formen, der dann der formlosen Urenergie einen lokalen Impuls gibt, Harmonie herzustellen.

Es ist also theoretisch gar nicht einmal nötig, die Hände
aufzulegen. Statt der Hände können es auch die Finger
sein. Statt des Hautkontaktes kann der Kontakt auch mit
dem Energiefeld (oder Aura), das den Körper umgibt, her-

gestellt werden – die Hände sind dann ein Stück vom Körper entfernt. Statt den Körper des Empfangenden zu behandeln, kann sogar ein Stellvertreter behandelt werden. Und der Empfänger kann weit entfernt, sogar auf einem anderen Kontinent sein. Das zeigt, welche Rolle das Bewusstsein spielt! Wenn Sie sehr viel Erfahrung mit der Quantenheilung gemacht haben, können Sie ganz ohne die Hände auskommen – der gesamte Vorgang läuft in Ihrem Bewusstsein ab.

Quanten-Facts

Seit die Naturwissenschaften ihren Siegeszug angetreten haben, wird in der Regel davon ausgegangen, dass Bewusstsein im Gehirn lokalisiert ist. Es gibt jedoch Hinweise darauf, dass das nicht der Fall ist – das Gehirn ist lediglich ein Rezeptor für das Bewusstsein, das wiederum im Quantenfeld gespeichert ist. Vor allem außerkörperliche Erfahrungen, aber auch (nicht eindeutig bewiesene) Vorkommnisse wie Telepathie geben dieser Theorie Gewicht.

Am Anfang legen wir jedoch die Hände auf. Bleiben wir erst einmal dabei. Rein theoretisch ist es egal, wo genau Sie die Hände auflegen – doch wir haben uns in diesem Kapitel vorgenommen, es so gut wie möglich zu machen. Warum dann nicht beim Handauflegen beginnen?

Manchmal (aber nicht immer) ist es besser, zwei Finger statt der Hände aufzulegen. Die Finger sind in der Regel noch sensibler als die Handflächen – und man gerät weniger in Versuchung, selbst Energie ausstrahlen zu wollen. Der kleine Kontakt ist auch dann sinnvoll, wenn die Kontaktpunkte nah beieinanderliegen oder sich der Kontakt an einer kleinen Stelle besonders intensiv anfühlt.

Wahrscheinlich fragen Sie sich, wie Sie denn überhaupt die »Kontaktstellen« (also den Platz, an dem Sie die Hände oder Finger auflegen) finden sollen.

Um die beste Stelle für den Handkontakt zu finden, können Sie Ihre natürliche Sensibilität und Intuition nutzen. Das sind keine Fähigkeiten, die Sie erst lernen müssen. Sie sind damit geboren. Versuchen Sie zu »fühlen«, wo der Handkontakt am besten ist. Der Vorgang heißt »Scannen« – es gibt leider keine gute deutsche Übersetzung dafür. »Scannen« bedeutet »Abtasten«, aber eben nicht mit dem normalen Tastsinn, sondern mit einer Art »Energie-Sinn«. Tatsächlich können Sie, entweder auf Anhieb oder mit sehr wenig Übung, ganz genau spüren, wo Sie am besten die Hände auflegen. Auch wenn Sie vorher noch nie etwas von diesem Sinn gemerkt haben.

Das Scannen

Probieren Sie es doch einmal bei sich selbst aus. Wenn Sie sich jetzt die Hand irgendwo auflegen sollten, wo es besonders guttut – wüssten Sie sofort, wo Sie die Hand hinlegen würden? Wahrscheinlich nicht. Fahren Sie nun mit den Händen in einem geringen Abstand (etwa ein bis fünf Zentimeter Entfernung) langsam über den Körper und achten Sie genau darauf, was Sie wahrnehmen. Wahrscheinlich merken Sie, dass es sich bei manchen Stellen gut anfühlt, wenn die Hand dort liegt – und bei manchen ganz besonders gut. Vielleicht spüren Sie nun schon intuitiv, wo Sie Ihre Hand auflegen würden?

Genau dies machen Sie beim »Scannen«. Sie fahren erst

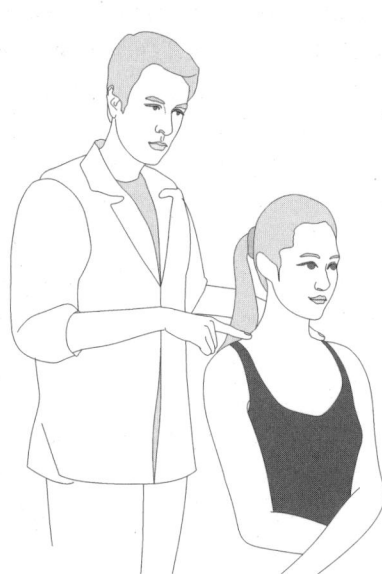

Um die beste Stelle für einen Kontakt zu finden, können Sie Ihrer Intuition vertrauen. Ihre Finger finden den Weg.

mit einer Hand über den Körper des Empfängers, bis Sie den ersten Kontaktpunkt gefunden haben, dann suchen Sie auf dieselbe Art und Weise den zweiten.

Wenn Sie es sich ganz einfach machen wollen, können Sie auch einen »Mikroscan« machen. Das bedeutet, nur an einer eng umrissenen Stelle den exakten Kontaktpunkt suchen. Ich stehe in der Regel hinter meinem Klienten und lege meine Zeigefinger auf die Muskeln zwischen Hals und Schultern. Hier mache ich einen Mikroscan: Ich bewege die Finger, erst den rechten, dann den linken, leicht hin und her, um den optimalen Kontaktpunkt festzustellen. Hinter dem Klienten zu stehen, hat den Vorteil, dass es ihm mehr Sicherheit gibt – er fühlt sich beschützt und nicht so beobachtet und eingeengt, als wenn ich dicht vor ihm stehe.

(Dasselbe gilt für die meisten Initiatoren, die noch Anfänger in Quantenheilung sind.) Und sollte er umfallen, kann ich ihn stützen.

Wenn es mit dem Scannen noch nicht so gut geklappt hat, machen Sie sich keine Sorgen. Die Quantenheilung funktioniert auch, wenn Sie nicht die optimalen Kontaktstellen finden – das sind Feinheiten. Sie können Ihr Unterbewusstsein aber auch überlisten: Lassen Sie einfach jeden Willen los und legen Sie die Hände »zufällig« auf. In der Regel lenkt die Intuition Ihre Hände genau an die richtige Stelle.

Wenn das Scannen auf Anhieb funktioniert hat: sehr gut! Doch es geht immer noch ein bisschen besser. Im Folgenden finden Sie ein paar Übungen, die Ihre Sensibilität erhöhen.

Spielen Sie ein bisschen mit diesen Übungen – und dann probieren Sie das Scannen noch einmal. Es kann gut sein, dass Sie eine Überraschung erleben.

Übungen zur Sensibilität

Bei den folgenden Übungen geht es darum zu lernen, mehr zu spüren. Denn das Spüren findet ja nicht in den Händen statt, sondern im Bewusstsein.

Augen-Hände

Legen Sie sich ein paar Gegenstände (verschiedene Stifte, Bücher, Besteck …) so zurecht, dass Sie sie leicht mit den Händen erreichen können. Dann schließen Sie die Augen und greifen einen der Gegenstände. Erkennen Sie ihn so-

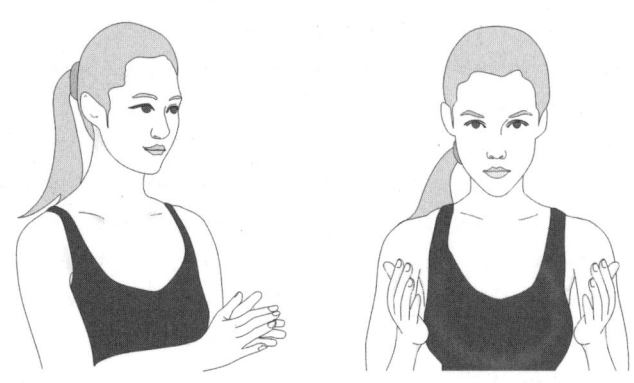

Auch wenn sich die Hände voneinander entfernen, kann man eine Energie zwischen ihnen spüren – und diese Sensibilität kann man üben.

fort? Betrachten Sie ihn ganz genau – nur mit Ihren Händen. Sie werden den Gegenstand mit neuen Augen sehen.

Gehen Sie nun durch Ihre Wohnung und legen Sie Ihre Hände auf unterschiedliche Oberflächen. Sicher können Sie spüren, dass sich das Ledersofa anders anfühlt als die Tischdecke – versuchen Sie die Unterschiede klar zu erkennen.

Und nun legen Sie Ihre Hände auf verschiedene Körperstellen. Achten Sie nicht nur auf die Form, sondern auch auf die Struktur, auf die Konsistenz, auf Wärme und auf andere Gefühle, die Sie vielleicht gar nicht in Worte fassen können.

Dann machen Sie die Übung noch einmal mit den Fingern! Verwenden Sie nur einen Finger, und zwar immer sowohl der rechten als auch der linken Hand. Wenn Sie beispielsweise etwas mit Ihrem rechten Zeigefinger »gesehen« haben, »betrachten« Sie es noch einmal mit dem linken.

Energie-Spüren

Wenn Sie Ihre Hände aneinanderlegen, spüren Sie das mit Ihrem Tastsinn. Doch was geschieht, wenn Sie Ihre Hände einen Zentimeter auseinanderbewegen? Ihr Tastsinn kann es nicht sein, der Ihnen eine Wahrnehmung übermittelt. Doch ich bin mir sicher, dass Sie etwas spüren.

Schließen Sie die Augen. Wenn Sie bisher noch nichts wahrgenommen haben, dann werden Sie es jetzt tun. Und konnten Sie bereits mit offenen Augen etwas spüren, wird das Gefühl deutlicher.

Sie können dieses »Energie-Spüren« üben. Bewegen Sie die Hände ganz langsam auseinander und achten Sie darauf, wie sich das Gefühl verändert und wann es verschwindet. Bewegen Sie dann die Hände wieder aufeinander zu.

Wenn Sie das gemacht haben, variieren Sie die Übung ein wenig: Nähern Sie eine Hand verschiedenen Stellen Ihres Körpers. Auch da werden Sie aus einem gewissen Abstand heraus etwas fühlen können. Achten Sie auf die Unterschiede bei verschiedenen Körperstellen.

Eine weitere Variation der Übung bereitet den meisten Menschen etwas mehr Schwierigkeiten. Nähern Sie eine Hand verschiedenen Gegenständen. Versuchen Sie auch hier den Abstand zu spüren, und achten Sie darauf, ob Sie Unterschiede wahrnehmen können und ob diese Unterschiede mit der Struktur, dem Material oder der Farbe (oder mit allen dreien) des Gegenstandes zusammenhängen.

Haut-Schrift

Vielleicht haben Sie das folgende Spiel schon einmal mit Ihrem Partner gespielt. Es ist eine wirklich gute Sensibilisierungsübung.

Lassen Sie Ihren Partner mit dem Finger etwas auf Ihre Haut schreiben. Sie halten dabei natürlich die Augen geschlossen (oder Sie lassen auf Ihren Rücken schreiben). Erkennen Sie, was er schreibt?

Interessant ist auch festzustellen, ob Sie unterscheiden können, ob Ihr Partner einen, zwei, drei, vier oder alle fünf Finger auf eine Region legt. Dabei gibt es nicht nur individuell große Unterschiede, es ist generell so, dass unsere Wahrnehmung an bestimmten Stellen besser und an anderen schlechter ist. Der Rücken ist dabei recht wenig sensibel. Und am sensibelsten sind (natürlich) die Hände.

Über das Synchronisieren

»Synchronisieren« bedeutet hier, das Gleichgewicht zwischen zwei Stellen herzustellen. Genauer: Die beiden Hände, die beiden Finger oder die beiden Stellen, die Sie in Ihrem Geist fixieren, fühlen sich zunächst immer unterschiedlich an – und indem Sie die Wahrnehmungen aneinander angleichen, machen Sie einen der wichtigsten Schritte in der Quantenheilung.

Ohne Synchronisieren findet keine Quantenheilung statt. Allerdings muss das Synchronisieren nicht unbedingt bewusst stattfinden. Es geschieht, zumindest teilweise, automatisch.

Probieren Sie es bei sich selbst aus. Machen Sie es sich bequem, schließen Sie die Augen und legen Sie die Hände an Ihren Seiten ab. Legen Sie nun jeweils die Daumenspitze an die Zeigefingerkuppe. Drücken Sie jetzt nur bei der linken Hand den Daumennagel ein wenig auf den Zeigefinger

– so dass es ein wenig (aber natürlich nicht richtig) schmerz-
haft ist. Dann lassen Sie wieder locker. Sie spüren den
leichten Schmerz, auch wenn
Sie nicht mehr drücken. Nun
konzentrieren Sie sich auf
die rechte Hand und dann
auf beide Hände gleichzeitig.
Der Schmerz verschwindet
innerhalb weniger Sekun-
den.

Das ist eine der beiden
Hauptessenzen der Quan-
tenheilung! Deshalb haben
Sie auch immer zwei Kon-
taktstellen. Dadurch, dass
beide Stellen im Bewusstsein
sind, wird sozusagen automatisch die Intention »Har-

Quanten-Facts
Dass das Bewusstsein auf
Vorgänge im Quantenfeld
Einfluss nehmen kann, ist
heute recht gut belegt. So
wurde der Einfluss von Intentionen auf einen quan-
tengesteuerten Randomisa-
tor (ein Gerät, dass echte
Zufallszahlen erzeugt) gemessen, mit dem Ergebnis,
dass es tatsächlich einen
winzigen, aber messbaren
und signifikanten Einfluss
gibt.

monie« gegeben – und das geschieht dann auch. Die bewusste zusätzliche Intention, die Sie formulieren, und der
Kontakt mit der Quantenebene sorgen dann dafür, dass die
Harmonie vollkommener hergestellt wird, als es ein akti-
ver, menschlicher Heiler zustande bringen könnte.

Vielleicht ist Ihnen schon einmal, beispielsweise beim
Sport, aufgefallen, dass ein körperlicher oder seelischer
Schmerz verschwunden ist – er war einfach nicht mehr in
Ihrem Bewusstsein. Das hat bereits gewisse Ähnlichkeiten
mit der Quantenheilung – nur war die Intention ungerich-
tet und daher die Heilung nicht von Dauer.

Übungen zum Synchronisieren

Wie gesagt: Die Konzentration auf zwei Stellen lässt das Synchronisieren beinahe automatisch stattfinden. Doch es genügt uns nicht, dass es »irgendwie geht«, sondern wir wollen, dass es »optimal funktioniert«. Nach den folgenden Übungen wird das Synchronisieren kinderleicht sein und Ihnen als das erscheinen, was es eigentlich ist: ein ganz natürlicher Weg zur Harmonie.

Die Flügelspitzen heben

Stellen Sie sich gerade, aber entspannt hin. Ihre Arme hängen an den Seiten locker herunter. Wenn Sie die Augen schließen können, ohne sich allzu unsicher zu fühlen oder zu schwanken, dann tun Sie das. Wenn es Ihnen schwerfällt, ist das schon die erste Übung: Versuchen Sie die Zeit, die Sie sicher mit geschlossenen Augen stehen können, zu verlängern.

Wenn Sie nicht mit geschlossenen Augen stehen können, ist das ein Zeichen dafür, dass etwas in Ihnen nicht im Gleichgewicht ist. Die Übung wird Ihnen dann mehr bringen als nur ein besseres Gleichgewichtsgefühl!

Sie stehen also entspannt, mit offenen oder besser geschlossenen Augen. Spüren Sie in sich hinein: Sie werden vielleicht feststellen, dass der Körper die ganze Zeit winzige Ausgleichsbewegungen macht, damit Sie stehenbleiben.

Stehen Sie nun weiterhin, ohne irgendwelche Muskeln anzuspannen, und heben Sie den rechten Arm seitlich an (die Muskeln, die den Arm heben, dürfen Sie natürlich anspannen).

Das war einfach? Nun, wenn Sie die Übung so gemacht haben, wie ich es beschrieben habe, nämlich nur die Muskeln im rechten Arm anzuspannen, hätten Sie nicht gesagt, dass es einfach war. Sie hätten es entweder unmöglich gefunden oder lägen jetzt auf dem Boden! Denn wenn Sie den Arm heben, verlagert sich der Schwerpunkt nach rechts – und um nicht umzufallen, müssen Sie weitere Muskeln einsetzen. Diese Bewegungen sind meist völlig unbewusst. Doch das ändern wir gerade.

Probieren Sie es nun noch einmal und achten Sie darauf, wie sich Muskeln der linken Körperhälfte fast unmerklich anspannen, um das Gleichgewicht zu halten, während Sie den rechten Arm heben. Sie können die Wahrnehmung immer weiter verfeinern: Heben Sie den Arm nur ein Stückchen, heben Sie nur die Hand, heben Sie nur den kleinen Finger ...

Mit dieser Übung lernen Sie die Dynamik Ihres Körpers kennen, spüren, was alles geschieht, damit Sie im Gleichgewicht sind – und bekommen ein gutes Gefühl dafür, was Gleichgewicht bedeutet. Später ist dies eine große Hilfe für das optimale Synchronisieren.

Den Atem verfolgen

Atmen muss man nicht lernen, aber man kann: Im indischen Yoga oder im chinesischen Qi Gong gibt es zahlreiche Übungen, die sich mit dem Atem beschäftigen. Doch wir werden uns hier durch das Atmen eines Organs bewusst werden, das wir nur selten (und dann in der Regel auf sehr unangenehme Art und Weise) spüren: der Lunge. Der wichtigste Teil der Übung ist jedoch eine Lektion darüber, wie sehr sich das Bewusstsein auswirkt. Und natürlich geht es auch wieder um das Synchronisieren.

Sie können sitzen oder stehen. Sie tun nichts weiter, als Ihren Atem zu verfolgen. Und zwar nur auf der linken Seite. Sie folgen dem Atem durch das linke Nasenloch, über den linken Teil des Rachens, hinunter durch die linke Seite der Luftröhre, biegen nach links in die linken Bronchien ab und kommen dann mit Ihrem Bewusstsein in die linke Lunge. Nun verfolgen Sie den Atem auf demselben Weg zurück, während Sie ausatmen. Kontrollieren Sie den Atem nicht, sondern beobachten Sie ihn nur. Machen Sie diese Atemrundreise zur linken Lunge und zurück mindestens fünf Mal.

Nun ist Ihnen sicher klar, dass Sie nicht nur in die linke Lunge atmen können. Natürlich ist der Atem, wie immer, ganz genauso in die rechte Lunge geflossen. An den objektiven physiologischen Vorgängen hat sich gar nichts geändert, als Sie die Übung gemacht haben.

Doch wenn Sie nun ganz normal atmen, stellen Sie einen gewaltigen Unterschied zwischen rechter und linker Lunge fest. Links fühlt es sich besser, weiter, leichter an. Und das nur durch Ihr Bewusstsein! Ist das nicht erstaunlich?

Die Mitte finden

Bei dieser Übung geht es darum, unterschiedliche Gefühle in den Händen auszugleichen – also ganz ähnlich, wie es bei der Quantenheilung geschieht. Die Schwierigkeit ist, dass subtile Unterschiede manchmal zunächst nicht zu spüren sind. Einige Menschen verlieren dann die Geduld oder kommen gar zu der Überzeugung, sie wären nicht sensibel genug. Es ist aber nur die mangelnde Übung – und die können Sie jetzt ganz einfach nachholen.

Sie brauchen dazu zwei Schalen (notfalls auch Tassen oder Gläser) und einen Wasserhahn, der warmes und kaltes Wasser liefert. In eine Schale füllen Sie warmes, in die andere kaltes Wasser. Stellen Sie die Schalen rechts und links an Ihrer Seite ab und tauchen Sie Ihre Hände (oder auch nur die Finger) in die Schalen. Je größer die Temperaturunterschiede sind, desto leichter wird es, den Unterschied deutlich zu spüren. Doch der Unterschied sollte nicht zu groß sein – erstens ist das nicht notwendig, denn jeder spürt einen Unterschied von wenigen Grad. Zweitens erschwert es den folgenden Schritt, das Synchronisieren.

Sie halten nun die Hände im Wasser und spüren den Temperaturunterschied. Beobachten Sie einmal, was Ihr Bewusstsein macht. In der Regel wird es zwischen der Wahrnehmung der rechten und der linken Hand hin- und herwechseln. Jetzt versuchen Sie die Synchronisierung: Probieren Sie, beide Wahrnehmungen im Bewusstsein zu behalten. Wenn Ihnen das zunächst schwerfällt, halten Sie Ihr Bewusstsein auf die Hand gerichtet, die sich angenehmer anfühlt – und wenn das Gefühl in Ihrem Bewusstsein fixiert ist, probieren Sie, ob Sie die andere Hand hinzunehmen können. Dann beobachten Sie, was passiert. Sie werden feststellen, dass sich beide Hände nach einer Weile gut anfühlen – und zwar besser, als sich vorher die Hand angefühlt hat, die Sie als angenehmer wahrgenommen haben. Jetzt haben Sie die Hände synchronisiert.

Man kann den Effekt sogar messen, und zwar an der Wassertemperatur. Natürlich verändert sich die Temperatur des Wassers von alleine. Die Wassertemperatur und die Hauttemperatur gleichen sich an, und auch die Zimmertemperatur erwärmt oder kühlt das Wasser. Mit einem empfindlichen Thermometer zeigt sich jedoch, dass sich die Temperatur des Wassers in den beiden Schalen schneller ausgleicht, wenn die Hände synchronisiert werden!

Den Körper synchronisieren

Diese Übung ist eigentlich schon eine Quanten-Selbstheilung. Sie werden sich nach dieser Übung höchstwahrscheinlich sehr wohlfühlen – und möglicherweise werden auch tiefgreifende Heilprozesse eingeleitet, obwohl Sie keine in Worten formulierte Intention geben. Lassen Sie sich überraschen.

Die Übung selbst ist schon sehr entspannend. Sie liegen oder sitzen, so wie es für Sie am angenehmsten ist. Und nun gehen Sie Ihren Körper im Geist Schritt für Schritt durch und synchronisieren dabei beide Seiten.

Am besten beginnen Sie mit den Händen, da haben Sie ja schon ein wenig Erfahrung. Sie richten Ihr Bewusstsein auf die Hände – erst nacheinander, und dann versuchen Sie, in beiden Händen das gleiche Gefühl zu erreichen. Sie synchronisieren die Hände. Genauso verfahren Sie nun nach und nach mit Ihrem gesamten Körper. Unterarme, Oberarme, Schultern – dann springen Sie zu den Füßen. Es folgen Unterschenkel, Oberschenkel und Pobacken.

Anfangs können Sie die Synchronisierung – oder genauer gesagt, die Wahrnehmung der Synchronisierung – unterstützen, indem Sie die Muskeln der einen Seite anspannen und dann beim Entspannen die Synchronisierung durchführen.

Nun kommen die etwas schwierigeren Teile, die nicht so klar in rechts und links gegliedert sind. Sie spüren die rechte Seite Ihres Unterbauches, richten danach Ihre Aufmerksamkeit zur linken Seite – und dann synchronisieren Sie beide. Tun Sie das Gleiche mit Oberbauch, Brust, Hals und Gesicht.

Schließlich kommt eine ganz wichtige Synchronisierung, nämlich die des Gehirns. Nun spüren Sie natürlich nicht direkt Ihre Gehirnhälften. Konzentrieren Sie sich also in zwei Schritten: Synchronisieren Sie Ihre Augen und Ihre Ohren. Oder Sie probieren es in einem Schritt, indem Sie die rechte und linke Seite des Kopfes synchronisieren.

Bei diesem Schritt kommt es mitunter zu seltsamen (aber durchweg angenehmen) Empfindungen. Es kann gut sein, dass Ihre Sinneswahrnehmungen plötzlich viel deutlicher werden: Sie stellen beispielsweise fest, dass die Brille zu stark ist oder dass Sie Stimmen aus der Nachbarwohnung hören können, die vorher kaum wahrnehmbar waren. Oft ist es aber auch weniger greifbar. Sie spüren einfach ein tiefes Wohlgefühl, ein Gefühl inneren Friedens und gesteigerter Kreativität und Vorstellungskraft. Das passiert, wenn Sie Ihre Gehirnhälften synchronisieren.

Zum Schluss versuchen Sie Ihren ganzen Körper zu synchronisieren. Den ganzen Körper wahrzunehmen ist eine Aufgabe, die den meisten Menschen nicht leichtfällt. Es gibt aber eine Alternative: Synchronisieren Sie linke Hand und rechten Fuß (oder umgekehrt) – das entspricht der Synchronisierung des ganzen Körpers.

Nun, wie fühlen Sie sich? Ich hoffe, sehr, sehr gut!

Doch es wird noch spannender, wenn Sie sich im Folgenden immer mehr dem Reinen Bewusstsein nähern.

Über das Reine Bewusstsein

Das Reine Bewusstsein ist der Zustand, in dem das Bewusstsein mit der Quantenebene in Verbindung tritt. Doch was bedeutet das? Den Zustand des Reinen Bewusstseins zu beschreiben ist nicht so einfach. Denn es ist ein Zustand, der »ohne Worte« ist. Es ist, wie wenn man eine Farbe beschreiben möchte, sie aber nicht zeigen kann. Oder ein persönliches Gefühl. Oder Liebe. Trotzdem haben es Menschen über die Jahrtausende hinweg immer wieder versucht.

Auf einer gewissen Ebene ist es auch wieder nicht so schwierig. Es ist nur dann schwierig, wenn wir uns an Worten festhalten und diese wie kompakte Steine am Strand betrachten. Es wäre besser, wenn wir Worte als nicht fest umrissene, schwebende Erscheinungen und Wirbel in einem Meer betrachteten. Beschreibungen des Reinen Bewusstseins wirken manchmal zunächst verwirrend, wenn wir sie mit dem logischen Verstand und nicht mit dem Verstand des Herzens betrachten.

Wenn man über das Reine Bewusstsein spricht, geschieht das am besten in Bildern, in Metaphern, in Gedichten. Allein das sagt ja schon etwas über das Reine Bewusstsein aus.

Eine der schönsten »Beschreibungen« des Reinen Bewusstseins fand ich bei Meister Eckhart, einem mittelalterlichen, christlichen Mystiker: »Hier sind alle Grasblättlein und Holz und Stein und alle Dinge eines.« Und der chinesische Weise Laozi meinte etwas ganz Ähnliches, wenn er davon sprach, »eins mit dem Dao« zu werden.

Das Reine Bewusstsein ist also nichts Neues, sondern Menschen unterschiedlichster Zeiten und Kulturen kannten diesen Zustand und bemühten sich, ihn in Worte zu fassen. Dies zeigt, dass er etwas Universelles, Allgemeingültiges, Verbindendes, Grundlegendes ist.

Heute befassen sich mehr Menschen denn je mit diesem »mystischen« Zustand – der aber im Grunde gar nicht mystisch, religiös, esoterisch, geheimnisvoll ist, sondern vollkommen natürlich und jedem Menschen zugänglich. Nicht nur zugänglich, sondern fast jeder Mensch hat ihn schon einmal erfahren. Den Zustand des leeren, aber wachen Geistes haben die meisten schon mal erlebt. Und Menschen, die meditieren, kommen immer wieder an diesen Ort, an dem alles eins ist: die Nullpunktebene, die Matrix, Dao, Gott ...

Übungen für die Gedankenleere

Die Gedanken zur Ruhe kommen lassen ist nicht so einfach. Die Gedanken und Gefühle kommen, ob wir sie einladen oder nicht. Mit viel Übung kann man lernen, schnell und für längere Zeit in das Reine Bewusstsein einzutreten. Das ist Meditation.

Für die Quantenheilung sind kurze Verbindungen zum Reinen Bewusstsein ausreichend. Es ist jedoch gut, wenn die Verbindungen nicht zu kurz sind. Insbesondere bei schwereren und komplexeren Problemen sollte der Kontakt mit der Quantenebene etwas länger sein. Mit kurzen Impulsen funktioniert es auch, es dauert aber länger und ist anstrengender.

Sie können aus einem tropfenden Wasserhahn ein Glas mit Wasser füllen. Sie müssen nicht unbedingt eine ständig sprudelnde Quelle aufsuchen – aber den Wasserhahn ein bisschen weiter aufzudrehen ist nicht so schwierig und bringt Sie einfacher und schneller ans Ziel.

Genau das können Sie mit den nächsten Übungen erreichen: Ihren Kontakt mit dem Reinen Bewusstsein einfacher und schneller wirksam werden lassen.

Die Achtsamkeit auf den Punkt bringen

Beginnen wir mit etwas, das seit Jahrtausenden erprobt ist, um in Kontakt mit dem Reinen Bewusstsein zu kommen. Das sind die grundlegenden Anleitungen für viele Meditationsformen: sitzen, sich auf ein Objekt konzentrieren, beobachten, ohne zu urteilen.

Meditation ist weder Religion noch Magie oder Mystik, es ist einer von drei mentalen Zuständen: Wachen, Schlafen, Meditation. Es ist ein Zustand, den Sie kennen: immer dann, wenn Sie hoch konzentriert, aber gleichzeitig entspannt sind. Ein Kind, das ganz in sein Spiel vertieft ist, erlebt den Zustand der Meditation. Ein Musikliebhaber, der ganz selbstvergessen, aber vollkommen bewusst in die Musik eintaucht, meditiert. Selbst eine Hausfrau, die konzentriert das Geschirr spült, ganz in ihrer Tätigkeit aufgeht und dabei entspannt ist, meditiert.

Das klingt einfach und ist es auch. Das Schwierige ist, den Zustand, der sich ergibt, die Gedankenleere, die ins Reine Bewusstsein führt, über längere Zeit zu halten. Gerade darum geht es uns aber jetzt nicht; es reicht, wenn wir die Bruchteile von Sekunden, die wir bei den Anfängen der Quantenheilung zur Verfügung hatten, auf Sekunden ausdehnen können. Das geht ziemlich schnell.

◉ Setzen Sie sich bequem hin und richten Sie Ihre Achtsamkeit auf einen Punkt. In der Meditation ist das vielleicht eine Kerze, ein Mantra (eine heilige Lautfolge, wie ein Gebet), eine Mudra (eine Handstellung), ein Thangka (ein tibetisches Symbolbild), ein Symbol (eine Buddhafigur, ein Kreuz) …

◉ Ich empfehle Ihnen, eine Mudra auszuprobieren. Dafür verschränken Sie die Hände, dann legen Sie Ihre Zeigefinger gegeneinander. Halten Sie Ihre Hände in dieser Haltung etwa in Brusthöhe und mit so viel Abstand vor dem Körper, dass Sie, ohne sich anzustrengen, auf die Zeigefingerspitzen blicken können. Vielleicht merken Sie schnell, dass diese Haltung dabei hilft, die Gedanken stiller werden zu lassen. Sie müssen nichts Besonderes tun: Blicken Sie auf den Kontaktpunkt der Zeigefinger. Wenn Ihre Aufmerksamkeit abschweift, kehren Sie immer wieder zurück.

◉ Wenn die Gedanken still werden, lassen Sie sich nicht davon erschrecken. Nehmen Sie es einfach wahr. Je öfter Sie das tun, desto leichter wird es Ihnen fallen, diesen gedanken-leeren und bedeutungs-vollen Zustand auf Anhieb zu erreichen und ein paar Sekunden zu halten.

Sie werden feststellen, dass die Quantenheilungen, die Sie initiieren, viel schneller wirksam werden. Aber Sie werden auch bei sich selbst etwas feststellen: ein tiefes Wohlgefühl, das die Verbindung mit der Quantenebene auslöst.

Diese Übung ist übrigens ideal, um eine Quanteneinstimmung – ob bei Ihnen selbst oder eine Sitzung mit einem Klienten oder Freund – vorzubereiten. Sie werden entspannter, aufnahmebereiter und positiver sein. Und das kann nie schaden.

Die Farbe der Gefühle

Wozu jetzt noch eine Übung, wenn die vorige doch das bewirkt, was Sie erreichen wollen? Das hat zwei Gründe. Der erste ist, dass manche Menschen so im Alltag feststecken, dass sie sich nicht so leicht von ihren herumzappelnden Gedanken befreien können. Vielleicht konzentrieren

Sie sich und versuchen immer wieder Ihre Achtsamkeit auszurichten – doch es gelingt Ihnen nicht. Mit Geduld und Zeit kommen Sie mit der vorigen Übung dennoch weiter – aber vielleicht haben Sie keine Geduld und Zeit. Deshalb sollte es schneller gehen. Zweitens wollen Sie vielleicht auch in einer stressbeladenen Situation eine Quantenheilung versuchen. Dann ist ein intensives Abschalten der Gedankenströme schon sehr hilfreich. Diese Übung hilft dabei. Sie ist äußerst einfach. Sie ist kein Ersatz für die erste Übung, sondern eine Anleitung zum Blitzeinstieg.

Natürlich haben Gefühle keine Farbe. Und genau das ist es. Vielleicht haben Sie beim Lesen der Überschrift schon ein komisches Gefühl gehabt. Es könnte das Gefühl gewesen sein, dass die Gedanken plötzlich wie wild losrasen – und dann auf einmal stillstehen.

Genau das ist es, was die Übung bewirken soll. Wenn Sie sich die Frage stellen: »Welche Farbe hat mein Gefühl?«, dann arbeitet Ihr Gehirn daran, die Frage zu beantworten – doch da es keine Lösung gibt, rasen die Gedanken los und laufen ins Leere. Und das ist der Ort, an den Sie wollen.

Es gibt unzählige solcher Fragen. (Im Zen-Buddhismus heißen diese Fragen, die in die Leere führen, »Koans« und dienen dazu, durch die Leere zur »Erleuchtung« zu kommen.) Probieren Sie aus, welche bei Ihnen am besten als Einstieg wirkt.

Was ist nichts?

Wie klingt ein Geräusch, das niemand hört?

Was zeigt ein Spiegel einem anderen Spiegel?

Drei mal drei Wahrnehmungen

Jeder Mensch ist anders. Vielleicht ist es Ihnen mit den zwei vorausgegangenen Übungen noch nicht gelungen, in das Reine Bewusstsein einzutauchen. Deshalb stelle ich Ihnen noch eine Übung vor, die vielen Menschen hilft, schnell und sanft den Zustand Reinen Bewusstseins zu erkennen, der die Quanteneinstimmung initiiert.

◉ Machen Sie es sich bequem.

◉ Lauschen Sie – registrieren Sie drei Geräusche, die Sie von außen hören.

◉ Sehen Sie – registrieren Sie drei Dinge, die Sie sehen.

◉ Fühlen Sie – registrieren Sie drei Dinge, die Sie spüren.

◉ Lauschen, sehen, fühlen Sie – diesmal zwei Dinge.

◉ Lauschen, sehen, fühlen Sie – diesmal nur ein Ding.

◉ Schließen Sie nun die Augen.

◉ Lauschen Sie – registrieren Sie drei Geräusche, die Sie im Geist hören.

◉ Sehen Sie – registrieren Sie drei Dinge, die Sie vor dem inneren Auge sehen.

◉ Fühlen Sie – registrieren Sie drei Dinge, die Sie innerlich spüren.

◉ Lauschen, sehen, fühlen Sie – diesmal zwei Dinge.

◉ Lauschen, sehen, fühlen Sie – diesmal nur ein Ding.

Danach werden Sie ganz ruhig sein und alles klarer wahrnehmen, während die gehetzten Gedanken still sind. Versuchen Sie es nun noch einmal mit der ersten Übung.

Eintauchen in einen Lichtpunkt

Die folgende ungewöhnliche Methode, die zu einem tiefen Kontakt mit dem Reinen Bewusstsein führt, stammt von tibetischen Mönchen.

Wenn Sie die Augen schließen, sehen Sie oft nur ein undefinierbares Grau. Wenn Sie Ihre Aufmerksamkeit auf das Grau richten, werden Sie feststellen, dass es nicht einförmig ist, sondern dass es verschiedene Schattierungen gibt. Wenn Sie noch genauer hinsehen, finden Sie sogar ein paar farbige Punkte, die vielleicht nur kurz auftauchen und dann wieder verschwinden.

Versuchen Sie, in einen dieser Punkte hineinzufliegen, hineinzutauchen oder sich von der Farbe einhüllen zu lassen.

Sie merken es sofort, wenn Sie die Ebene Reinen Bewusstseins erreicht haben: Die Farbe nimmt eine strahlende Qualität an, die von einer Schönheit ist, dass es einem fast den Atem nimmt. Es bleiben nur Freude und Staunen.

QUEST

In diesem Abschnitt gehe ich darauf ein, welche Teile ich in meiner Arbeit mit der Quantenheilung besonders betone. Ich möchte es nicht zu sehr hervorheben, denn es sind ja keine neuen Erfindungen von mir. Alles Wichtige wurde im Laufe der Jahrtausende schon gesagt. Ich meine aber, dass das nicht alles ist. Auch wenn alles gesagt wurde, wurde es offensichtlich nicht so gesagt, dass es jeder versteht. Buddha, Jesus, Ghandi – sie alle haben vom Frieden gesprochen, und doch ist die Welt heute weiter vom universalen Frieden entfernt denn je. Auch über Heilung, selbst über den relativ neuen Ansatz der Quantenheilung, wurde schon viel geschrieben. Und doch hat jeder Mensch seine ganz eigenen Bedürfnisse, Ansatzpunkte, seine eigene Zugangsweise. Er steht an seinem ganz eigenen Ort im Universum und hat seine eigene Weltlinie.

Ich habe meine Vorgehensweise »QUEST« genannt. Das können Sie einfach als »QUantenEinSTimmung« lesen; in meinen Seminaren, in denen ich die im Folgenden aufgeführten Methoden zeige, steht es auch für »QUantenEin-Stimmungs-Training«. Da ich bisher vor allem englischsprachig unterrichtet habe, steht das Kürzel auch für »QUantum Enhancement STrategy«. Nicht zuletzt habe ich den Namen »QUEST« auch deshalb gewählt, weil in diesem Wort die spirituelle Suche mitschwingt (engl. *quest* heißt übersetzt »Streben, Suche«). Und dies ist meiner Ansicht nach etwas, das das Menschsein ausmacht, und es ist ein Teil jeder wahren Heilkunst, die den ganzen Menschen im Blick hat.

Doch Namen und Methoden sind nur bis zu einem gewissen Grad wichtig. Und dass ich meinem Vorgehen einen eigenen Namen gebe, heißt auch nicht, dass ich die großartige Arbeit der wunderbaren Menschen, die die Quantenheilung ins Blickfeld der Menschen gerückt haben, gering schätze. QUEST ist nur einer der Wege zu einem Ziel, das lautet: die Heilung auf der tiefsten Ebene des Seins und die Entwicklung des Menschen zu seinem ganzen, unvorstellbaren Potenzial.

Vom Kreis zur Sphäre

Wenn Sie vor diesem Buch schon einmal von Quantenheilung gehört haben, sind Sie vielleicht auf die Begriffe »Zwei-Punkt-Methode« oder »Drei-Punkt-Methode« gestoßen. Zwischen diesen »Methoden« gibt es keinen Unterschied. Bei der »Zwei-Punkt-Methode« sind Ihre Hände die zwei Punkte, die unterschiedliche Potenziale darstellen und der Quantenenergie einen Anhaltspunkt für die Harmonisierung geben. Bei der »Drei-Punkt-Methode« wird lediglich das Bewusstsein (also Ihr Bewusstsein mit der Intention) als dritter Fixpunkt betrachtet. Bei meiner Form, QUEST, verwende ich die »Kreis-Methode«: Auf dem Kreis liegen die Kontaktpunkte sowie das Bewusstsein, die dann miteinander verschmelzen.

Ich betrachte also die Verbindung der beiden Kontaktpunkte mit dem Bewusstsein nicht als eine lineare Verbindung, sondern als ein Kontinuum – die Punkte sind Halte-
punkte auf einem Kreis, der alles miteinander verbindet.
Wenn wir nun diesen »Quantenkreis« um eine Dimension
erweitern, gelangen wir zu einer Sphäre, einer Kugel – einem dreidimensionalen Kreis. Ich habe festgestellt, dass
diese Vorstellung die Quantenverbindung vertiefen und er-
leichtern kann.

Wie genau das Bewusstsein mit der Quantenebene in
Verbindung tritt, ist noch zu wenig erforscht. Es liegt jedoch nahe, dass bildhafte Vorstellungen (Visualisierungen)
eher messbare und tiefgreifendere Veränderungen im
Quantenverhalten bewirken als rein rationale Gedanken.
Mir scheint das einleuchtend. Das Gehirn ist bei ganzheitlichen Vorstellungen viel umfassender aktiv als bei isolier-
ten Denkvorgängen. Je komplexer eine Vorstellung ist, desto mehr Neuronen im Gehirn sind aktiv.

In Selbstversuchen und Experimenten mit Freunden hat
sich gezeigt, dass die Vorstellung einer Sphäre schneller zu
einer Verbindung mit der Quantenebene und dem damit
verbundenen Wohlgefühl führt. Oft war auch eine andere
Qualität spürbar: Die Visualisierung einer sich in alle Rich-
tungen ausbreitenden, dreidimensionalen Welle (also einer
sich ausdehnenden Kugel) führte oft direkt zu einem Stillstehen der linearen Gedankenströme – also zum Kontakt
mit dem Reinen Bewusstsein. Ich denke, dass dieses Ergebnis durchaus plausibel ist, da die Vorstellung von mehr als
einer Bewegung dem linearen, eindimensionalen Denken
entgegengesetzt ist. Es findet eine Umschaltung statt von
der Verarbeitung in der linken, »rationalen« Gehirnhälfte

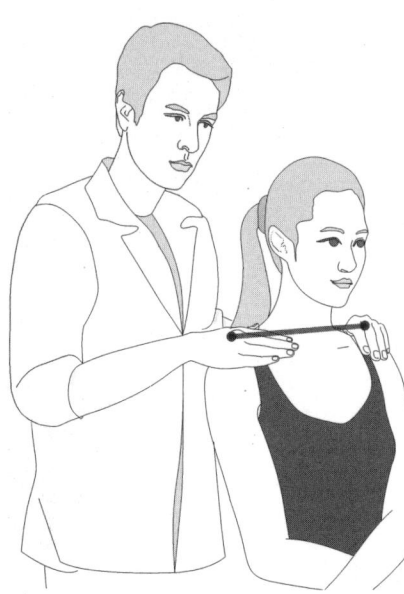

Bei der Zwei-Punkt-Methode werden die beiden Kontaktpunkte harmonisiert, …

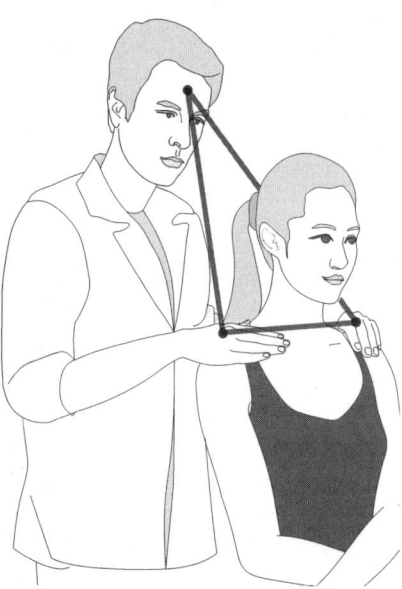

… bei der Drei-Punkt-Methode kommt das Bewusstsein – oder das »Eu-Gefühl« (Kinslow) – mit ins Spiel, …

…und bei der Kreis-Methode liegen alle Aspekte auf einem endlosen Kreis.

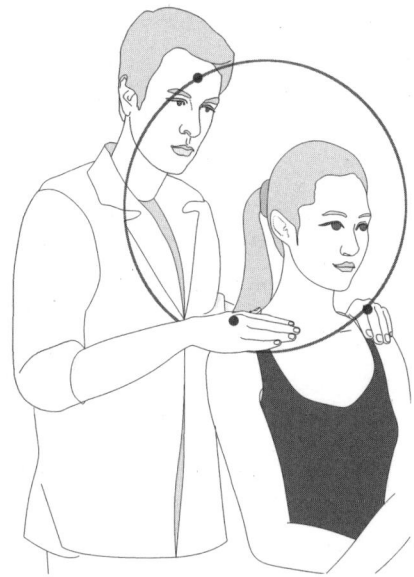

Die Sphären-Methode erweitert das Bewusstsein. Die Kontaktpunkte und das Bewusstsein werden von einer sich ausdehnenden Energie berührt und harmonisiert.

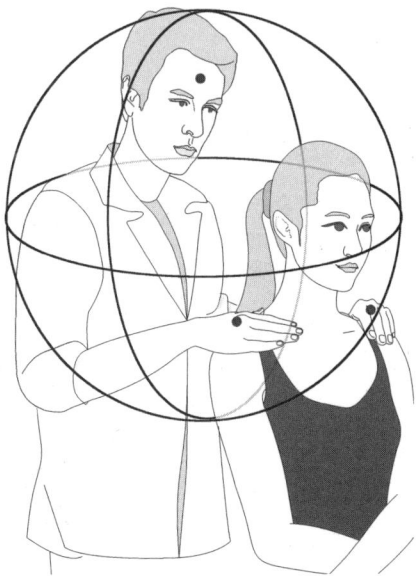

zur Verarbeitung in der rechten, »ganzheitlichen« Gehirn-hälfte.

Das Gleiche passiert bei den anderen Methoden (Zwei-Punkt-Methode, Drei-Punkt-Methode): Sobald mehr als ein Punkt im Zentrum der Aufmerksamkeit steht, muss auf eine parallele Informationsverarbeitung umgeschaltet werden. Die Sphären-Methode geht nur einen Schritt weiter. Es ist zu früh zu sagen, ob sie wirklich messbar besser funktioniert. Dazu wäre mehr methodische Forschung nötig. Doch es gibt meiner Ansicht nach ein paar Anhaltspunkte dafür – und mit Sicherheit kann ich sagen, dass meine Methode keine Nachteile hat.

Konkret heißt das für die Praxis, dass Sie, ganz gleich ob Sie mit Ihren Händen, Ihren Fingern oder ausschließlich mit Ihrem Geist arbeiten, die Synchronisierung nicht nur zwischen zwei oder drei Kontaktpunkten herstellen, sondern diese Kontaktpunkte als Orte auf einer Kugel visualisieren. »Visualisieren« ist eigentlich zu stark. Bei der Quantenheilung halten wir ja keine visuellen Bilder fest – es sind eher »Gefühlsbilder«. Sie sollten also versuchen, das Gefühl zu entwickeln, dass Ihre Hände sozusagen einen »Ball« halten, innerhalb dessen sich

Quanten-Facts

Die Folgerungen, die die Quantenphysik aus Experimenten zieht, wirken mitunter wie Teile aus einem Science-Fiction-Roman. Eine Interpretation der Tatsache, dass offenbar »überlagerte« Zustände existieren, bis die Wellenfunktion kollabiert, besteht darin, dass es nicht nur diese eine, sondern ungeheuer viele Welten gibt – beinahe unbegrenzt viele. Jede Entscheidung führt zu Verzweigungen der Weltlinien: Es gibt nicht »ja« oder »nein«, sondern »ja« in einer Weltlinie und »nein« in einer anderen.

eine harmonische Schwingung ausbreitet. Ganz von selbst wird sich Ihr Bewusstsein dabei auf mehr Dimensionen ausdehnen und die Quantenebene gewissermaßen an mehreren Stellen berühren – die Quanteneinstimmung wird tiefer und intensiver.

Das ist zumindest die Theorie. Probieren Sie es aus und werden Sie selbst zum Quantenheilungsforscher.

Das Wollen aufheben

Unser Wollen ist etwas, das uns einschränkt. Manche Menschen schockiert dieser Gedanke. Ist es denn nicht so, dass wir uns erst durch unseren Willen in eine bestimmte Richtung bewegen? Würden wir ohne Wollen nicht verharren, wo wir sind?

Ich glaube, und da stimme ich zumindest mit den östlichen Religionen und der Gehirnforschung überein, dass wir dazu neigen, unser Wollen zu überschätzen. Der Wille ist nur ein kleiner Teil dessen, was unseren Geist ausmacht. Mehr noch, er ist ein Teil, der oft hinderlich wirkt – vor allem, wenn er das Kommando übernimmt.

Wir würden ohne Willen nicht stehen bleiben. Probieren Sie es doch einmal aus. Trinken Sie einen Liter Wasser und beschließen Sie, dass Sie nicht auf die Toilette gehen wollen. Das wird wohl kaum funktionieren. Oder nehmen Sie sich vor, nicht an das Wort »Schweinebraten« zu denken. Keine Chance. Sie können den Schweinebraten nur vergessen, wenn Sie aufhören, ihn vergessen zu *wollen*!

Unsere Intuition, unser Körper, unser Unterbewusstsein – sie alle sagen uns, was wir tun sollten. Und ihre Entscheidungen sind fast immer besser als solche, die wir mit unserem Willen gegen sie durchzusetzen versuchen. Die Aufgabe des Willens besteht darin, in ausgewählten Situationen gegen unsere Natur zu handeln – weil wir dank unseres Verstandes die Zukunft mit einbeziehen können. Das ist manchmal wertvoll. Es hilft uns zum Beispiel, Leistungen zu vollbringen, deren Belohnung erst in der Zukunft liegt. Und selbst dabei sollten wir aufpassen, dass wir die erwartete Belohnung nicht überschätzen und die lebendige Gegenwart nicht einer fantasierten Zukunft opfern.

Für die Quantenheilung ist ganz besonders wichtig, dass wir nicht heilen *wollen*. Natürlich freuen wir uns, wenn es uns besser geht oder wenn ein kranker Freund gesund wird. Natürlich tragen wir mit Freude dazu bei. Doch wenn wir heilen *wollen*, richten wir unsere Achtsamkeit auf etwas, das nicht in unserer Macht liegt. Nicht wir sind es, die die Heilung bewirken!

Das sollte bei der Quantenheilung stets klar sein. Unser Geist sollte nicht auf das Heilen ausgerichtet sein,

Quanten-Facts

In der Quantenwelt gibt es viele Dinge, die sich unserer Vorstellung entziehen. Eine davon ist »negative Energie«. Dieses »negativ« ist nicht etwa im psychologischen Sinn zu verstehen oder wie positive und negative elektrische Ladung. Es bezeichnet tatsächlich Energie, die »weniger als nichts« ist. Die Nullpunktenergie ist nicht nichts, sondern oszilliert zwischen unendlich wenig mehr als nichts und unendlich weniger als nichts. Sie ist die schöpferische Kraft, die aus weniger als nichts etwas entstehen lässt.

sondern ausschließlich auf das, was wir tun: Wir leeren unseren Geist, setzen mit unserer Intention einen Impuls – und dann lassen wir es geschehen.

Warum ist das wichtig? Erstens verringern wir durch Willenskraft die Möglichkeit, mit dem Reinen Bewusstsein in Verbindung zu kommen. Das Wollen ist eine rationale Tätigkeit, und dies füllt den Geist, den wir leeren wollen, an. Je mehr wir wollen, desto schwerer wird es, die kleinen Lücken der Leere, des Nicht-Wollens, zu finden.

Zweitens ist das Wollen eine Energie. Diese Energie übertragen wir auf den Klienten. Bei der Quantenheilung geht es jedoch nicht darum, eigene Energie übertragen zu wollen – es fließt keine Energie vom Initiator zum Empfänger!

Es ist manchmal nicht so leicht, sein Wollen aufzugeben und die Quantenheilung einfach geschehen zu lassen. Am besten können wir dies durch Neugier und Vertrauen erreichen. Wir wissen nie genau, was geschehen wird. Wir wissen nicht, *wie* sich die Harmonie Bahn schafft und wie sich das ausdrückt. Wir wissen nur, *dass* es positiv und gut ist. Darauf können wir vertrauen – und gleichzeitig neugierig darauf sein, wie es geschieht und welche Wunder sich uns zeigen werden.

Meditation: vom Kopf zum Herzen

Ich habe Ihnen schon erklärt, warum man kein Meister der Meditation sein muss, um eine Quantenheilung in Gang zu setzen. Tatsächlich müssen Sie sich überhaupt nicht mit

Meditation beschäftigen. Und doch macht die Meditation alles leichter, inklusive der Quantenheilung.

Wenn Sie möchten, können Sie einmal folgende Meditation – oder genauer: »meditative Visualisierung« – ausprobieren, die Ihr (spirituelles) Herz mit Ihrem (rationalen) Kopf verbindet.

Manchmal übe ich diese Meditation mit meinen Klienten. Ich habe die Erfahrung gemacht, dass das die Quanteneinstimmung erleichtert und tiefe Transformationen schneller voranschreiten.

Machen Sie es sich bequem und sorgen Sie dafür, dass Sie mindestens 15 Minuten ungestört sind. Diese äußeren Vorbereitungen sind nur anfangs wichtig. Später kann man ganz darauf verzichten. Ich mache diese Meditation oft, wenn ich mit der U-Bahn fahre – im Trubel des Berufsverkehrs. Doch um die Meditation kennenzulernen, ist Ruhe und eine angenehme, vertraute Atmosphäre natürlich besser.

◎ Schließen Sie die Augen und folgen Sie mit Ihrer Aufmerksamkeit dem Atem ... ein ... aus ... ein ... aus ...

◎ Konzentrieren Sie sich zunächst beim Einatmen auf Ihren Kopf. Spüren Sie, wie der Atem einen leuchtenden Ball aus Energie in Ihrem Kopf erzeugt. Beim Ausatmen wandert Ihre Konzentration in Ihre Brustmitte.

◎ Wenn Sie »in Ihrem Herzen angekommen« sind, atmen Sie wieder ein – und füllen Ihre Brust mit einem leuchtenden Energieball. Beim Ausatmen wandert die Konzentration wieder in den Kopf.

◎ Das machen Sie eine Weile, wechseln zwischen Kopf und Herz immer wieder hin und her. Nach einiger Zeit nähern sich Kopf und Herz sozusagen einander an, bis Sie

a)
Die beiden Zentren:
Kopf und Herz

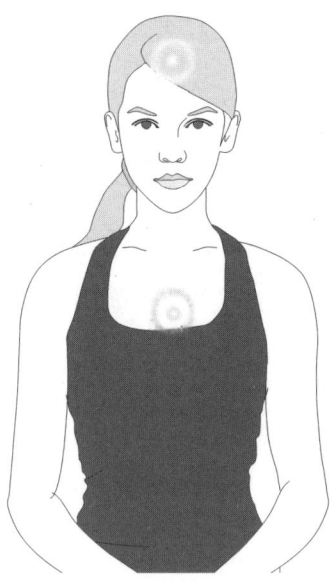

b)
Kopf- und Herzfeld
sind vereint

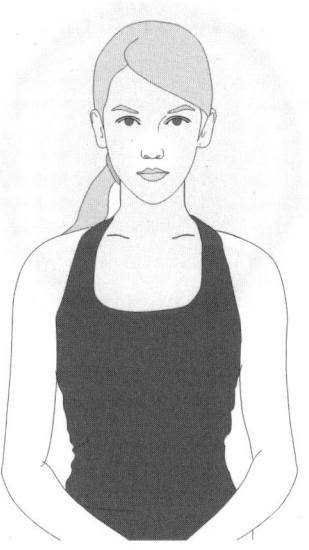

schließlich nur noch das sanfte Pulsieren eines Energie-balles, der Kopf und Herz umfasst und dessen Zentrum genau zwischen Kopf und Herz liegt, wahrnehmen.

Das ist der erste und wichtigste Schritt dieser Meditation. Sie können erst einmal dabei bleiben. Haben Sie bemerkt, welchem Schritt der Quanteneinstimmung diese Meditation ähnelt? Sie synchronisieren dabei Kopf und Herz!

Wenn Sie ein wenig Erfahrung mit dieser Meditation haben, können Sie einen Schritt weitergehen.

◉ Das Pulsieren der Kopf/Herz-Energie fühlt sich sehr angenehm und kraftvoll an. Lassen Sie zu, dass sich das Gefühl ausdehnt. Mit jedem Atemzug dehnt sich das wohlige Gefühl aus, bis es Ihren ganzen Körper erfüllt.

◉ Lassen Sie es sich weiter ausdehnen. Sobald Sie spüren, dass es anstrengend wird, halten Sie die Ausdehnung an. Mit zunehmender Übung werden Sie immer weiter expandieren können. Doch immer, wenn Sie an Ihre jeweilige Grenze gekommen sind, verweilen Sie dort eine Weile. Kehren Sie dann langsam wieder zu sich zurück und nehmen Sie dabei das Gefühl der Weite und der Verbindung zu Ihrer Außenwelt mit sich.

◉ Wenn Sie dann wieder ganz in Ihrem Körper angelangt sind, hat sich Ihr Gefühl wahrscheinlich ein wenig verändert – es ist »weiter« geworden. Genießen Sie das noch ein bisschen und öffnen Sie dann wieder die Augen.

Diese Meditation öffnet den Geist für neue Erfahrungen, lässt den rationalen Verstand ein wenig schweigen und bringt das Gefühl vom Kopf ins Herz. Das erleichtert die Erfahrung der Quanteneinstimmung. Richard Bartlett, der

Begründer von Matrix Energetics®, spricht nicht umsonst vom »Herzfeld«, wenn er von der Quantenebene spricht.

Quantenheilung und Atem

Einige Menschen, die Quantenheilung praktizieren, haben unabhängig voneinander entdeckt, dass es offenbar die Erfahrung vertieft, wenn man den Atem gezielt einsetzt. Damit ist *nicht* gemeint, dass die Quantenheilung mit einer Art Atemtherapie »vermischt« wird. Das wäre völlig unnötig. Die Quantenheilung kann jede Therapieform unterstützen, auch solche, die mit dem Atem arbeiten – das ist eigentlich selbstverständlich.

Eine Beschäftigung mit dem Atem innerhalb der Quantenheilung kann jedoch sinnvoll sein, da Atem und Bewusstsein sehr eng miteinander verbunden sind. Diese Verbindung ist schon seit Urzeiten bekannt. In der Bibel gibt Gott dem Menschen eine Seele, indem er sie seinen Geschöpfen *einhaucht*. Im alten Griechenland bezeichnete das Wort *Pneuma* sowohl den Atem als auch Geist und Seele. In der altindischen Philosophie steht *Atman* für das individuelle Selbst und den unzerstörbaren Aspekt des Geistes, die Seele. In China kennen wir *Qi,* einen Begriff, der ebenfalls den Atem und gleichzeitig die geistige Energie bezeichnet, und es gibt zahlreiche Übungen, die *Qi* verstärken oder lenken.

Ich sehe den Atem in physiologischer und psychologischer Hinsicht als interessantes Hilfsmittel innerhalb der

Quantenheilung an. Indem wir tiefer atmen, gelangt mehr Sauerstoff in das Blut. Das wirkt sich insbesondere auf das Gehirn aus: Unsere »geistige Kraft« bekommt einen Energieschub. Wir sind präsenter, konzentrierter und haben eine bessere Wahrnehmung. Unser Bewusstsein ist »stärker«. Ist es nicht gut vorstellbar, dass dann auch die Verbindung zwischen Quantenebene und Bewusstsein kraftvoller ist? In psychologischer Hinsicht bewirkt das Synchronisieren des Atems zwischen Initiator und Empfänger, dass so genannte Spiegelneuronen aktiv werden. Diese Nervenzellen bewirken, dass wir Handlungen und Gefühle, die wir bei anderen beobachten, spiegeln, also imitieren und auch selbst empfinden. Zudem wirkt die Atemsynchronisation beruhigend.

Wenn man alle diese Effekte zusammen betrachtet, ist es sehr plausibel, dass eine tiefe Atmung und die Sychronisation des Atems von Initator und Empfänger die Quanteneinstimmung erleichtert. Wie alles in der Quantenheilung ist auch dies kein Glaubenssatz. Ich empfehle Ihnen, es einfach einmal auszuprobieren und Ihre eigenen Erfahrungen zu machen.

Doch wie soll das nun konkret vonstattengehen? Nun, es ist ganz einfach. Sie können es ohne großen Aufwand in eine ganz normale Quantenheilungs-Sitzung integrieren.

Nachdem Sie Ihre Hände aufgelegt haben, bitten Sie den Empfänger, tief auszuatmen. Sie atmen ebenfalls tief aus. Und nun folgen Sie einfach dem Atem des Empfängers – wobei Sie bewusst tief ein- und ausatmen. Nach einer Weile werden Sie feststellen, dass der Empfänger Ihnen folgt. Der Atem wird sich synchronisieren. Wenn Ihr Empfänger dazu neigt, sehr flach zu atmen, dann atmen Sie deutlicher tief ein und aus. Oder Sie sagen hin und wieder, »tieeef ausatmen …« Die Konzentration auf das Ausatmen ist dabei besser als die Konzentration auf das Einatmen, da tiefes Ausatmen automatisch zu tiefem Einatmen führt, aber nicht umgekehrt.

Wenn Ihr Atem synchronisiert ist, gehen Sie zum gewohnten Ablauf der Quantenheilung über. Meine Erfahrung ist, dass das Erreichen des Reinen Bewusstseins und das Synchronisieren dann leichter und kraftvoller vonstattengeht.

Durch Raum und Zeit

Fernheilung

In unserem Alltag spielen die Raumdimensionen eine wichtige Rolle. Wenn wir hier sind, sind wir nicht dort. Wenn ich in München bin, bin ich nicht in Peking. Wenn ich nun von hier nach dort will, muss ich die Entfernung zurücklegen – und das braucht Zeit. Selbst das Licht benötigt etwa eine Fünfzigstelsekunde, um von München nach Peking zu gelangen.

Doch diese Einschränkung scheint in der Quantenwelt nicht zu gelten. Quanten, die miteinander verbunden sind, bilden ein System, das als eine Einheit reagiert, egal, wie weit die »Einzelteile« voneinander entfernt sind. Ganz praktisch bedeutet das, dass eine Quantenheilung auf beliebige Entfernung hin möglich ist. Initiator und Empfänger können sich sogar auf unterschiedlichen Kontinenten befinden. Die Entfernung schwächt die Wirkung nicht im mindesten ab!

Die Fernheilung benötigt nicht mehr Energie. Sie ist auch nicht schwächer als eine Quanteneinstimmung an Ort und Stelle. Wenn man nicht weiß, dass die Nicht-Lokalität eine wissenschaftlich gut begründete Tatsache ist, kommt einem das wie Hokuspokus oder wie ein Wunder vor. Deshalb ist die Quantenheilung in gewisser Weise etwas Neues, obwohl sie wohl schon vor Tausenden von Jahren praktiziert wurde. Erst heute wird klar, *warum* sie funktioniert.

Quanten-Facts

Einstein entdeckte, dass Quanten »verschränkt" sein können: Es besteht eine unmittelbare Verbindung zwischen zwei Quanten, die von der Entfernung völlig unabhängig ist. Erfahrungen mit der Quantenheilung zeigen, dass diese Verschränkung auch auf sichtbarer Ebene wirksam werden kann.

Dies erleichtert die Sache ungemein, denn nicht zu wissen, warum etwas funktioniert, kann die Ursache dafür sein, dass eine Fernheilung durch Quanteneinstimmung nicht so wirkt, wie sie es sollte. Nun ist die Wirkung einer Quantenheilung zwar nicht abhängig davon, ob man daran glaubt oder nicht; doch wenn der Initiator mit seinem ganzen Unterbewussten gegen seine bewusst formulierte Intention arbeitet, wenn sein Geist nicht die Stille zulässt, um sich auf die Quantenebene einzuschwingen, und stattdessen gegen die Synchronisierung arbeitet – wie sollte die Quantenheilung dann funktionieren? Die Quanteneinstimmung ist ein Vorgang, der eben nicht rein mechanisch abläuft, sondern bei dem das Bewusstsein eine wichtige Rolle spielt. Und deshalb ist – hauptsächlich dann, wenn wie bei der Fernheilung jedes gewohnte sinnliche Element fehlt – das Wissen um die Vorgänge wichtig. Es geht darum, sich selbst (und vor allem seinem Unterbewusstsein) klarzumachen, dass es eben kein Hokuspokus oder Wunder ist.

Nun gibt es eine ganz gute Möglichkeit, doch ein sinnliches Element in die Fernheilung mit einzubringen: mit der »Stellvertreter-Methode«. Der »Stellvertreter« ist ein Symbol für den behandelten Empfänger. Er hat keine eigene Bedeutung, sondern ist lediglich ein Mittel, an dem sich das Bewusstsein des Initiators festhalten kann.

Ein solcher Stellvertreter kann beispielsweise ein Foto des Empfängers sein, ein Brief, ein Kleidungsstück, eine Puppe oder ein Stofftier. Wichtig ist nur, dass etwas vorhanden ist, das der Initiator in seinem Bewusstsein fest mit dem Empfänger verbinden kann.

Und plötzlich wird alles ganz einfach. Stellen Sie sich vor, Sie wollen einen Freund behandeln, der gerade an Rückenschmerzen leidet. Sie sind jedoch gerade in Berlin, und er ist in Vancouver. Das ist eine Entfernung von über 7700 Kilometern. Sie haben eine Intention: das angenehme Gefühl einer flexiblen Wirbelsäule Ihres Freundes. Sie können ihm für die Quantenheilung aber nicht die Hände auflegen. Das macht nichts: Sie haben einen Stoffteddy. Der Teddy liegt vor Ihnen, und Ihre Gedanken sind ganz bei Ihrem Freund. Sie legen bei dem Stellvertreter die Hände auf, wie Sie es bei Ihrem Freund täten, halten die Intention im Bewusstsein und synchronisieren.

Sie werden genau dasselbe spüren, was Sie bei einer Quantenheilung mit einem realen Menschen spüren: die

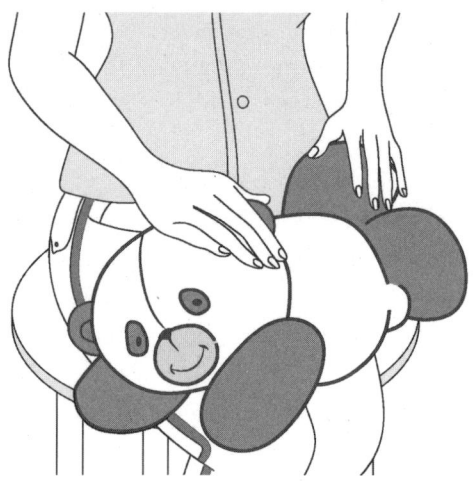

Fernheilung mit Vertreter: Ein Stellvertreter hilft dem Initiator bei der Fernheilung, die Aufmerksamkeit zu fixieren.

Synchronisierung und den Kontakt mit dem Reinen Bewusstsein. Und die Quantenheilung funktioniert, so als ob Sie Ihren Freund vor Ort behandelt hätten!

Das bedeutet auch, dass Sie vor einer Fernheilung ein paar Vorsichtsmaßnahmen treffen sollten:

- Der Empfänger sollte unbedingt wissen, dass und wann er behandelt wird.
- Der Empfänger sollte auf keinen Fall gerade am Straßenverkehr teilnehmen, wenn Sie die Fernbehandlung durchführen.
- Es sind all die Reaktionen möglich, die auch sonst bei einer Quantenheilung auftreten können (lachen, weinen, zittern, umkippen ...). Klären Sie den Empfänger darüber auf.
- Stehen Sie für Rückmeldungen und Fragen zur Verfügung.

Die Fernheilung ist eine faszinierende Möglichkeit, von der Sie jederzeit Gebrauch machen können. Nehmen Sie jedoch Ihre Verantwortung ernst – nicht für die Heilung, denn diese lassen Sie einfach geschehen. Aber auch positive Wirkungen können negative Folgen haben, wenn sie bei dem Betroffenen unvorbereitet oder in einer ungünstigen Situation auftreten.

Meiner Erfahrung nach treten solche »Nebenwirkungen« nur selten auf. Die Wirkung der Quanteneinstimmung ist immer ein Mehr an Harmonie – und es scheint, als ob das dafür sorgt, dass nichts schiefgeht. Dennoch sollten Sie die Ratschläge beachten. Sie geben auch Ihnen selbst mehr Sicherheit.

Vergangenheit, Gegenwart und Zukunft heilen

Sie haben nun schon viel Erstaunliches gehört – doch die Quantenheilung überschreitet in vielerlei Hinsicht das Vorstellungsvermögen. Gerade haben Sie erfahren, dass Entfernung keine Rolle spielt. Wenn das schon schwer mit unseren Alltagserfahrungen zusammenzubringen ist, wie steht es dann erst mit Folgendem: Auch die Zeit spielt keine Rolle – Vergangenheit, Gegenwart und Zukunft sind eins!

Wir betrachten normalerweise die Zeit als einen Fluss, der stets in eine Richtung fließt und in dem wir treiben. Der Zeitfluss strömt von der Vergangenheit in die Zukunft – und wir mit ihm. Deshalb fällt es uns sehr schwer, das Denken nach dem Schema Ursache–Wirkung aufzugeben.

Oder können Sie sich vorstellen, dass eine Wirkung *vor* ihrer Ursache zu beobachten ist? Gegen diese Vorstellung sträubt sich schon die Sprache. In der Quantenwelt ist es aber mitunter tatsächlich so. Das jedenfalls legen Experimente nahe.

Wir können mit der Quantenheilung Probleme in der Gegenwart heilen – das erwarten wir von ihr. Die Quantenheilung heilt Probleme in der Zukunft – das können wir uns gut vorstellen, schließlich verändert jede Tat in der Gegenwart auch die Zukunft. Doch mit der Quantenheilung können wir sogar Probleme behandeln, die in der Vergangenheit liegen. Versuchen Sie gar nicht erst, das logisch zu verstehen. Zumindest noch nicht – wahrscheinlich bekommen Sie davon nur Kopfschmerzen. (Im Theorieteil am Ende des Buches werde ich diese Dinge etwas näher erläutern.)

Stellen Sie sich einfach einmal die Möglichkeiten vor. Es ist ein bisschen wie in einem Science-Fiction-Film. Man reist in die Vergangenheit und verändert eine Kleinigkeit, die dann große Auswirkungen auf die Gegenwart hat. Vielleicht kennen Sie den Film »Der Butterfly-Effekt«. Darin findet der Held eine Möglichkeit, Situationen in seiner Vergangenheit zu verändern – mit ungeahnten, teilweise schrecklichen Konsequenzen. Ich kann Sie beruhigen:

> **Quanten-Facts**
>
> Dass die Zeit auf der Quantenebene ganz anders zu verstehen ist als auf unserer sichtbaren Ebene, zeigt beispielsweise der »superluminare Tunneleffekt«, bei dem Teilchen mit Überlichtgeschwindigkeit reisen. Nach Einsteins spezieller Relativitätstheorie kann dies als Zeitreise dieser Teilchen in die Vergangenheit interpretiert werden.

Wenn Sie mit einer Quantenheilung in die Vergangenheit eingreifen, wird es keineswegs so dramatisch verlaufen wie im Film. Vor allem aber müssen Sie nicht befürchten, etwas falsch zu machen und plötzlich mit einer radikal veränderten Gegenwart konfrontiert zu werden, die noch problematischer ist als die, die Sie jetzt erleben. Der Impuls, den Sie durch Ihre Intention und das Synchronisieren in der Quantenebene setzen, führt *immer* zu mehr Harmonie. Auf der anderen Seite kann eine Quantenheilung der Vergangenheit durchaus dramatisch *positive* Folgen haben.

Aber jetzt kommt leider ein kleiner Dämpfer: Die Heilung der Vergangenheit scheint oft nicht zu wirken. Verstehen Sie mich nicht falsch. Die Quantenheilung wirkt schon – aber die Wirkung ist nicht immer spürbar. Wenn es so ist, kann das vor allem zwei Gründe haben. Erstens kann die Quantenheilung zwar unmittelbar in der Vergangenheit wirken – doch die Wirkung wird entlang der Zeitachse »verdünnt«. Es geschehen so viele Dinge in Ihrem Leben, dass eine Veränderung, die Jahre zurückliegt, sich in Ihrem heutigen Leben möglicherweise überhaupt nicht mehr bemerkbar macht. Selbst wenn Sie glauben, dass die Erfahrung traumatisch oder zumindest sehr denkwürdig war. Wenn Sie beispielsweise als Schüler einmal von Ihren Mitschülern verprügelt wurden, denken Sie vielleicht noch manchmal daran. Möglicherweise machen Sie diesen Vorfall dafür verantwortlich, dass andere Dinge in Ihrem Leben nicht nach Wunsch verlaufen sind. Natürlich *kann* das der Fall sein – doch es ist selten ein einzelnes Ereignis, das das Leben prägt. Wenn Sie nun dieses Ereignis in der Vergangenheit mit einer Quantenheilung angehen, ist es gut möglich, dass nichts geschieht – außer vielleicht, dass Sie sich nicht mehr spontan daran erinnern.

Der zweite, wichtigere Grund, warum eine Quantenheilung der Vergangenheit manchmal nicht zu wirken scheint, ist viel interessanter. Das ist nämlich dann der Fall, wenn die Veränderung nicht zu mehr Harmonie führt! Natürlich wollen wir unangenehme Dinge möglichst ganz vermeiden. Doch wenn wir einmal genauer nachdenken, wird schnell klar, dass es nicht erstrebenswert ist, alle unangenehmen Ereignisse aus unserem Leben zu tilgen. Wir sind daran gewachsen: an den guten, aber auch an den schlechten Erfahrungen!

Wenn also bei einer Quantenheilung der Vergangenheit nichts zu passieren scheint, so ist das oft ein Hinweis darauf, dass es in der Gesamtschau Ihrer Weltlinie gut war, so, wie es war. Manchmal ist das nicht so leicht zu akzeptieren – wir glauben nur zu oft, es besser zu wissen.

Mit diesen Ausführungen will ich Sie aber nicht entmutigen, es mit einer »retrograden Quanteneinstimmung« (R-QUEST), also einer in der Vergangenheit ansetzenden Quantenheilung, zu versuchen. Ich habe die Erfahrung gemacht, dass ein R-QUEST vor allem bei zwei Szenarien sehr viel bringt.

Zum einen, das ist naheliegend, bei echten traumatischen Ereignissen, die sich prägend auf Ihr Leben ausgewirkt haben. Das trifft beispielsweise meist auf Missbrauchserfahrungen zu. Aber auch auf etwas, das jeder Mensch erlebt hat: die Geburt. Eine Geburt ist in gewisser Weise eine sehr einschneidende Erfahrung. Und da ohnehin nichts Negatives geschehen kann, biete ich meinen Klienten oft als Einstieg einen R-QUEST bezogen auf die Geburt an. Manchmal hat das sehr überraschende Ergebnisse, und nicht selten hat sich, vor allem bei seelischen Problemen, dann eine Weiterbehandlung erübrigt.

Zum anderen ist die Heilung der Vergangenheit auch dann sehr sinnvoll, wenn es um kleine, aber häufig wiederholte seelische Verletzungen geht, beispielsweise ständige, abwertende Kritik von den Eltern. Solche psychischen Misshandlungen können starke Auswirkungen haben, die sich oft in sehr fest sitzenden und schwer aufzulösenden negativen Selbsteinschätzungen – »ich kann nichts«, »ich bin es nicht wert« – zeigen. Ich empfehle dann, mit einem guten Therapeuten auf psychologischer Ebene daran zu arbeiten, und unterstütze diese Arbeit mit einem R-QUEST. Eine Quantenheilung der Vergangenheit ist eine ideale Ergänzung für jede psychotherapeutische Arbeit. So wird die Aufgabe aktiv in der Gegenwart und grundlegend durch die Heilung der Vergangenheit gelöst.

Kommen wir nun zur Praxis: Wie gehen Sie bei einem R-QUEST vor?

Im Grunde entspricht die Vorgehensweise derjenigen, die Sie schon bei der Fernheilung kennengelernt haben. Sie können rein mental vorgehen, was jedoch Erfahrung erfordert, oder Sie wählen die Stellvertreter-Methode. Dabei ist es wichtig, dass der Stellvertreter auch die Vergangenheit symbolisiert: Das kann ein altes Kuscheltier oder Spielzeug sein, eine Kinderzeichnung oder ein altes Foto. Die beiden Kontaktstellen Ihrer Hände sind dann beispielsweise ein altes und ein neues Foto von Ihnen oder von Ihrem Klienten, das alte Spielzeug und Sie selbst beziehungsweise der präsente Klient oder zwei Kontaktstellen auf dem alten Kuscheltier. Das sind natürlich nur Beispiele, aber ich denke, Sie verstehen das Prinzip.

Eine weitere, sehr schöne Methode ist der Einsatz des inneren Kindes. Diese Vorgehensweise erfordert allerdings ein besonderes psychologisches Einfühlungsvermögen und etwas Erfahrung mit der Arbeit mit dem inneren Kind. Im Rahmen dieses Buches kann ich darauf nicht näher eingehen. Doch für diejenigen unter Ihnen, die schon Erfahrungen mit dem inneren Kind haben, ist es nicht so schwierig. Finden Sie heraus, welche Stelle am Körper für das innere Kind steht. Machen Sie dann dasselbe für einen besonders positiven Teil der Persönlichkeit. Und dann synchronisieren Sie die beiden mit der gewohnten Vorgehensweise.

Power-QUEST – Für »aussichtslose Fälle«

Manchmal scheint eine einfache Quantenheilung nicht genug zu sein. Manchmal ist offenbar »mehr« Quantenheilung nötig. Das ist eigentlich seltsam, denn eine Quantenheilung ist eine Quantenheilung. Jede Quantenheilung regt über die Impulse der Intention und des Synchronisierens die schöpferische Nullpunktenergie an, einen harmonischeren Zustand herzustellen und so die Realität zu verändern. Wo kommt da ein »Mehr« ins Spiel? Auf die Gefahr hin, mich zu wiederholen: Es fließt keine Energie vom Initiator zum Empfänger. Das heißt, »mehr Energie geben« oder »sich mehr anstrengen« ergibt im Rahmen der Quantenheilung keinen Sinn. Was könnte also dieses »Mehr« sein? Und warum ist das manchmal wichtig?

Stellen Sie sich vor, ein Wanderer hat sich in der Wüste verlaufen. Er ist schon völlig ausgetrocknet und sieht bereits den Tod vor Augen, als er endlich eine Quelle findet. Die Quelle ist mit einem unerschöpflichen Reservoir besten Trinkwassers verbunden. Unser Wanderer ist also gerettet. Oder? Man nimmt das an. Was aber, wenn die Quelle nicht sprudelt, sondern tropft? Jede Minute ein Tröpfchen des lebensrettenden, köstlichen Wassers.

Theoretisch ist genug Wasser vorhanden, um alle Durstigen der Welt zu versorgen. Aber *praktisch* ist der schon vollkommen ausgetrocknete Wanderer verdurstet, bevor er genug trinken kann. Es ist genug Wasser da, aber nicht schnell genug. Manchmal spielt die Zeit eine entscheidende Rolle. Auch bei der Quantenheilung.

Es gibt, grob gesprochen, zwei Konstellationen, wo ein Power-QUEST wichtig wird. Zum einen bei schweren, akuten Störungen der Harmonie, beispielsweise bei schweren Verletzungen, bei Vergiftungen oder plötzlichen seelischen Notlagen. Zum anderen bei tiefsitzenden, chronischen Leiden, wie beispielsweise Alkohol- oder Drogensucht, Diabetes oder tiefverwurzelten seelischen Leiden. Und dann gibt es natürlich auch Probleme, die sowohl akut und schwerwiegend als auch chronisch und tiefsitzend sind, wie beispielsweise Krebs.

Power-QUEST bedeutet für mich auch eine mehrdimensionale Herangehensweise an ein Problem. Wir konzentrieren uns hier auf die Quantenheilung – und zwar in einer ganz besonders intensiven Form, auf die ich gleich zu sprechen komme. Wir sollten dabei aber im Auge behalten, dass es immer sinnvoll ist, ein Problem von mehreren Seiten, aus mehreren Dimensionen heraus in Angriff zu nehmen. Mit der Quantenheilung gehen wir auf die tiefste, auf eine grundlegende Ebene der Heilung. Doch die Heilung auf anderen Ebenen ist immer eine sinnvolle Ergänzung: ob es die Ebene der Schulmedizin, der alternativen Heilkunde, der Naturheilkunde, energetisch oder psychologisch ist. Führen Sie sich noch einmal das Bild der fünf Brunnen vor Augen. Wenn mehrere Brunnen gefährlich ausgetrocknet, teilweise eingestürzt, verschmutzt und verstopft sind, ist die Öffnung zum Grundwasser immer noch das Wichtigste – doch um die Wasserversorgung schnell wieder herzustellen, so dass niemand verdurstet, ist es auch wichtig, die Brunnen zu reparieren, sie zu reinigen, von Verstopfungen zu befreien und mit so vielen Gefäßen wie möglich mit Wasser zu füllen. Alle Heilmethoden sind wertvoll und haben ihre Berechtigung.

Nun aber wieder zu unserem eigentlichen Thema: Wie können wir die Quantenheilung zum Power-QUEST machen?

Im Grunde kennen Sie schon fast alles, was dazu nötig ist. Sie haben im Intensivkurs alles Wesentliche erfahren. Alle Übungen und Methoden, die ich dort aufgeführt habe, dienen dazu, die Wirkung einer Quanteneinstimmung zu optimieren. Für den Power-QUEST sind besonders wichtig:

- die Übung zur Sensibilisierung Ihrer Wahrnehmung und das Scannen,
- die Eigensynchronisation des Körpers,
- die Lichtpunkt-Methode als intensivster Zugang zum Reinen Bewusstsein,
- die Sphären-Methode zum Synchronisieren,
- die Atemsynchronisation.

Zudem ist eine gewisse Übung in Meditation sinnvoll, um den Kontakt mit dem Reinen Bewusstsein länger halten zu können – wahrscheinlich ist das sogar der wichtigste einzelne Punkt.

Wenn Sie diese Übungen alle praktizieren, dann wird jede Quanteneinstimmung zum Power-QUEST.

Vielleicht sind Sie jetzt etwas enttäuscht. Die Quantenheilung soll doch so einfach sein! Und nun all diese Übungen! Das ist nicht mehr so einfach, wie es anfangs schien. Es braucht Zeit und wohl auch ein wenig Hingabe, um all das zu üben. Aber wenn man etwas wirklich gut können möchte, führt an ein wenig Übung kein Weg vorbei. In diesem Fall bedeutet das jedoch nicht Anstrengung, Schweiß, Aufopferung und Tränen – ganz im Gegenteil. Die Übung ist ein Weg zu einem intensiveren Leben und mehr Freude.

Jetzt sage ich Ihnen etwas, das Sie vielleicht Ihre erste Enttäuschung vergessen lässt: Auch als »Quantenheilungs-Anfänger« können Sie einen Power-QUEST durchführen.

Gut, Sie haben vielleicht noch nicht den Dreh heraus, der den Wasserhahn voll aufdreht und die Quelle sprudeln lässt. Doch die kleinen Impulse, die Sie mit Ihrer Intention und der kurzen Synchronisation geben, reichen aus – wenn Sie sie nur häufig genug geben. Sie können also alle Übung durch eine einzige Qualität ersetzen: Geduld.

Konkret bedeutet das: Ein erfahrener Quantenheiler führt eine hochintensive Quantenheilung aus, indem er zwanzig Minuten lang in Kontakt mit dem Reinen Bewusstsein bleibt. In schwersten Fällen vielleicht sogar dreimal täglich. Ein Anfänger kann kaum so lange in Kontakt mit dem Reinen Bewusstsein bleiben, doch er kann es immer wieder tun. So wird eine Sitzung vielleicht eine Stunde oder länger dauern – und im Notfall sind mehrere Sitzungen täglich notwendig. Doch mit jeder Sitzung wird die Verbindung mit dem Reinen Bewusstsein stärker – und der Anfänger wird zum erfahrenen Quantenheiler!

Quantenheilung im Einsatz

Wer wirklich heilt

Denken Sie bitte daran, dass Sie kein Arzt sind (außer natürlich, Sie sind einer). Das heißt, Sie stellen keine Diagnosen. Und *Sie heilen nicht*. Ich weiß, ich habe am Anfang behauptet, Sie könnten heilen. Das stimmt in gewisser Weise. Was ich hier meine ist: Es heilt immer das Reine Bewusstsein. Oder auf einer anderen Ebene: der innere Arzt. Sie sind nicht dieser Arzt – eher der Assistent, der ihn aufweckt und ihn darüber unterrichtet, welcher Patient jetzt dran ist. Und das ist eine verantwortungsvolle und ehrenhafte Aufgabe.

Wenn Sie sich krank fühlen: Bitte kommen Sie nicht auf die Idee, Sie könnten nun jede Krankheit sofort selbst bekämpfen. Wie gesagt: Sie sind es ohnehin nicht, der heilt. Bis sich die harmonische Welle aus der Quantenebene auf der Ebene Ihres Körpers bemerkbar macht, kann es ein wenig dauern. In dieser Zeit sollten Sie nicht darauf verzichten, alle anderen Möglichkeiten, die es gibt, um die verschiedenen Ebenen positiv zu beeinflussen, wahrzunehmen.

Wenn Sie krank sind, wenden Sie die Quantenheilung bei sich selbst an. Wenn das Krankheitsgefühl nicht verschwindet, gehen Sie zum Arzt oder Heilpraktiker und zögern Sie es bitte nicht unnötig hinaus. Da die Quantenheilung sich von der Tiefe der grundlegenden Seinsebene aus vorarbeitet und die wirkliche Heilung unter der Oberfläche bereits im Gange ist, können Sie keinen Schaden anrichten, wenn Sie zusätzlich schulmedizinische Maßnahmen ergreifen.

Körperliche und seelische Beschwerden

Im Folgenden beschreibe ich, wie Sie die Quantenheilung bei konkreten Beschwerden und Problemen anwenden können. Sie werden dabei so manche Überraschung erleben können.

Die »Beschwerden« sind nicht alphabetisch geordnet, sondern einerseits nach übergeordneten Kriterien, andererseits nach der Häufigkeit, mit der sie mir begegnen. (Eine Ausnahme sind »Gewichtsprobleme«, die ebenso gut an erster Stelle stehen könnten ...)

Schmerzen

Schmerzen sind eine Warnung unserer inneren Weisheit: »Aufwachen! Aufpassen!« Wir hören leider nicht immer zu, und irgendwann sind die Schmerzrufe ein dringendes Signal, endlich etwas zu unternehmen.

Schmerzen sind keine Krankheit, sondern ein Wink mit dem Zaunpfahl. Das heißt aber auch, dass es in der Regel nicht damit getan ist, die Schmerzen auszuschalten. Das ist, als ob man morgens den Wecker ausschaltet und sich zum Weiterschlafen umdreht und nicht zur Arbeit geht. So ein Verhalten hat natürlich Konsequenzen. Im Fall des

Langschläfers Probleme im Job und im Fall des Pillenschlu-
ckers Probleme mit der Gesundheit.

Ganz anders sieht es aus, wenn das Warnsignal wahrgenommen wurde und an den Ursachen gearbeitet wird. Hat
das Signal Schmerz seine Aufgabe erfüllt, ist es sehr wichtig, ihn abzustellen. Schmerzen sind nicht nur unangenehm,
sie haben auch schädliche Folgen. Erstens können Schmerzen, vor allem Rückenschmerzen, zu Schonhaltungen und
in der Folge zu weiteren Schäden führen. Zweitens gibt es
ein Schmerzgedächtnis. »Helden«, die ihre Schmerzen tap-
fer ertragen, senken damit ihre Schmerzschwelle – die
Schmerzen treten immer häufiger auf. Das ist insbesondere
bei Kopfschmerzen häufig zu beobachten. Und nicht zuletzt behindern Schmerzen die Wahrnehmung – die Aufmerksamkeit wird völlig von dem schmerzenden Körper-
teil in Anspruch genommen.

Wenn es also weh tut, ist Folgendes zu tun: 1. die Ursache angehen, 2. das Schmerzsignal abstellen, 3. das Leben
genießen.

Mit QUEST ist der erste Schritt schon mal denkbar einfach – wir müssen uns keine Gedanken über die Diagnose
machen, da auf dieser Ebene automatisch das Richtige geschieht. (Noch einmal der Hinweis: Das ersetzt nicht den
Arztbesuch, da unter Umständen ein Eingriff auf einer
grobstofflicheren Ebene nötig sein könnte!)

Der zweite Schritt »behandelt« den Schmerz selbst.
Auch das ist mit einer Quanteneinstimmung möglich –
aber es ist eine Maßnahme auf der Bewusstseinsebene, der
länger dauert als die Behandlung des Grundproblems. Den
Schmerz sollten Sie aber auf jeden Fall abstellen; am besten
mit Entspannungstechniken (beispielsweise Yoga oder Au-

togenes Training), mit Akupunktur, mit Massage oder auch mit Tabletten (kurzfristig sind sie allemal besser, als Schmerzen zu »trainieren«!).

Schmerzen können manchmal, wenn auch selten, als Folge einer Quanteneinstimmung auftreten, und zwar wenn es zu einer so genannten Erstverschlimmerung kommt. Dies bedeutet, dass die Symptome sich zu Beginn des Heilungsprozesses vorübergehend verstärken, bevor sie verschwinden. Das ist dann ein Zeichen einer tiefgreifenden Heilung. Gegen die unangenehme Schmerzwahrnehmung können Sie natürlich wiederum mit der Quanteneinstimmung angehen.

Denken Sie nur daran: Schmerzen zu ignorieren oder die Zähne zusammenzubeißen und sie auszuhalten ist in der Regel keine gute Idee.

Der Kontakt: Wenn die Schmerzen es nicht zulassen, dass Sie die Hände auflegen, halten Sie sie einfach einige Zentimeter über dem Körper – das macht es zwar ein wenig schwieriger, die Veränderung zu spüren, trainiert aber die Sensibilität. Auf die Wirksamkeit der Quantenheilung hat es aber ohnehin keinerlei Einfluss, ob Sie die Hände direkt auflegen, sie über dem Körper halten oder sie gar nicht benutzen. Quantenheilung ist eben nicht durch das Handauflegen charakterisiert – es fließt ja keine Energie!

Krankheiten

Die Überschrift »Krankheiten« ist in ihrer Einfachheit schon fast lächerlich. Schließlich gibt es tausende unterschiedlichster Krankheiten. Aber sehen Sie: Genau das ist das Großartige an der Quantenheilung. Mit einer Quanteneinstimmung heilen nicht Sie, sondern gewissermaßen das Universum (oder das Dao oder Gott). Das heißt auch, dass Sie sich keine Gedanken über Diagnose und Ursachen machen müssen.

Allerdings sollten Sie sich Gedanken über Ihre Verantwortung machen. Sie sind weder für die Krankheit noch für die Heilung verantwortlich. Aber dafür, dass Sie jemandem, dem Sie das Geschenk der Quanteneinstimmung geben, nicht einreden, er könne sich nun den Arztbesuch sparen. Denken Sie immer daran, dass die Quantenheilung an den Wurzeln ansetzt und die Krankheit heilt. Symptome (und das können lebensbedrohliche Erscheinungen, beispielsweise Organschäden, sein) sind jedoch ein Ausdruck der Wurzelerkrankung und dauern oft noch geraume Zeit an, auch wenn die eigentliche Ursache durch eine Quantenheilung schon lange aufgelöst wurde.

Lassen Sie also Arzt oder Heilpraktiker auf ihrer Ebene arbeiten! Sie sorgen dafür, dass Ihr Klient in Kontakt mit der Ebene des Reinen Bewusstseins kommt.

Verspannungen

Verspannungen haben weitreichende Folgen, beispielsweise Haltungsschäden oder Schmerzen, insbesondere Kopfschmerzen (deren häufigste Ursache Verspannungen der Nackenmuskulatur sind). Die Quanteneinstimmung kann dabei nicht selten innerhalb von Sekunden eine große Veränderung bewirken. Gerade Anfänger der Quantenheilung sollten sich unbedingt einmal an Verspannungen der Nackenmuskeln versuchen – sie werden überrascht sein, welche Veränderungen so eine kurze Einstimmung auf die Ebene des Reinen Bewusstseins auslösen kann. Natürlich sollten Verspannung und Schmerz verschwinden und die Beweglichkeit zunehmen. Und das zieht oft weite Kreise. Plötzlich kann sich eine kaum bemerkte düstere Stimmung aufhellen, oder der Kopf wird ganz klar, und alte Probleme lösen sich durch gute Ideen, die mit einem Mal sprudeln. Manchmal werden auch alte seelische Verletzungen plötzlich bewusst und können nun endlich verarbeitet werden. Auch körperliche Veränderungen können nach einer Quantenheilung einer chronischen Verspannung der Nackenmuskeln auftreten: Die Haltung wird aufrechter, die Beweglichkeit nimmt zu, schmerzende Kniegelenke fühlen sich wieder gut an ... Es lohnt sich, die Veränderungen nach einer solchen Behandlung einen Monat lang zu verfolgen und schriftlich festzuhalten.

Prinzipiell ist dieses Phänomen natürlich bei jeder Quanteneinstimmung möglich. Die Quantenheilung findet auf einer grundlegenden Ebene statt und wird sich nach und nach immer auf alle Organsysteme und die Seele auswirken. Doch warum auch immer – ich kann es nicht erklären –, es erweist sich oft als idealer Beginn einer weitergehenden Transformation, wenn man bei den Nackenmuskeln ansetzt.

Fehlhaltungen

Rückenbeschwerden sind in Deutschland erschreckend weit verbreitet. Dies muss etwas mit der Lebensweise zu tun haben, denn in China treten Rückenschmerzen lange nicht so häufig auf, obwohl viele Menschen körperlich sehr anstrengende Arbeiten verrichten müssen. Meine Großmutter trug regelmäßig einen großen Sack Reis vom Markt nach Hause, auch als sie schon über achtzig Jahre alt war, doch ich habe sie nie über Rückenschmerzen klagen hören.

In neuerer Zeit haben Forscher herausgefunden, dass bei Rückenbeschwerden Stress eine wichtige Rolle spielt. Das leuchtet ein. Stress verursacht Muskelspannungen, und diese führen wiederum zu einseitigen Belastungen, zu Fehlstellungen, auf Dauer sogar zu Verkrümmungen der Wirbelsäule, wie Skoliose (eine seitliche Verkrümmung), Lordose (Hohlkreuz) oder Kyphose (Rundrücken). Diese Fehlstellungen beeinflussen natürlich wieder die gesamte Statik des Körpers und führen zu chronischen Verspannungen und Schmerzen. Aus der Wirbelsäule treten alle Nerven aus, die mit den Muskeln und Schmerzrezeptoren verbunden sind – deswegen können Rückenbeschwerden manchmal wirklich unerträglich sein und sogar zu Lähmungen führen. Sie sind ein ernsthaftes Problem, dessen Behandlung nicht auf die lange Bank geschoben werden sollte. Wenn Taubheitsgefühle im Zusammenhang mit Rückenbeschwerden auftreten, sollten Sie möglichst schnell einen Arzt aufsuchen!

Weitaus besser ist es natürlich, schon vorher etwas zu tun – möglichst sogar, bevor Schmerzen auftauchen. In jedem Fall aber ist eine Quantenheilung hilfreich, auch wenn der Schaden schon so groß ist, dass eine Operation notwendig wird. Die Quantenheilung wird dafür sorgen, dass die Heilung optimal verläuft.

Die Behandlung von Fehlhaltungen ist eine ideale Möglichkeit, um mit der Quantenheilung erste Erfahrungen zu machen. Bei sehr vielen Menschen steht das Becken etwas

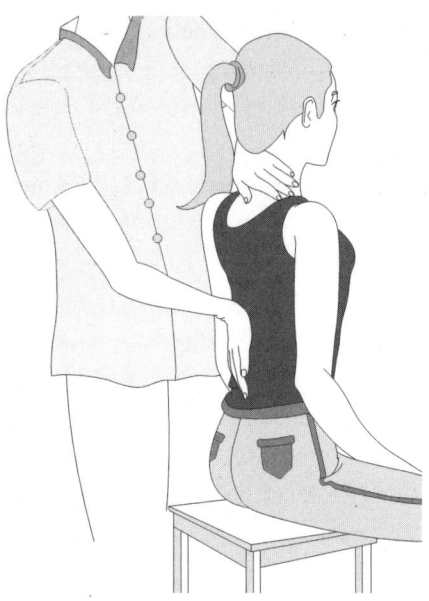

Rückenbehandlung mit der Quantenenergie.

schief; das heißt, die Darmbeinknochen (die Sie leicht am unteren Rücken ertasten oder sogar sehen können) stehen nicht gleich hoch, das Becken ist etwas gekippt. Daraus resultieren natürlich weitere Probleme. So muss sich die Wirbelsäule verbiegen, um diese Fehlstellung auszugleichen, und die Muskeln werden ungleich belastet. Selbst Orthopäden erkennen eine solche Fehlstellung oft nicht und diagnostizieren unterschiedliche Beinlängen. Mit einer Quanteneinstimmung können Sie diese Fehlstellung manchmal innerhalb weniger Minuten beheben (und einen erfahrenen Orthopäden überraschen).

Die Intention und der Kontakt: Ihre Intention ist denkbar einfach: »*Das Becken ist gerade*«. Legen Sie Ihre Finger auf das Becken (also die Spitzen der hervorstehenden

Darmbeinknochen), nehmen Sie die Unterschiede wahr und lassen Sie Ihren Geist leer werden. Nach etwa zwei bis fünf Minuten hat sich die Fehlstellung meist deutlich verbessert oder ist ganz verschwunden! Und damit werden aller Wahrscheinlichkeit nach auch viele Rückenbeschwerden verschwinden.

Stress

Was Stress ist und was anregende Herausforderung, hängt fast vollkommen davon ab, wie wir Ereignisse interpretieren.

Die Städte in China sind von großer Lebendigkeit geprägt. Sie wissen ja wahrscheinlich, dass in China die Bevölkerungsdichte ziemlich hoch ist – vor allem in den Städten. Und in China gibt es über fünfzig Millionenstädte! Vor allem in Südchina steht das Leben nie still; Geschäfte und Straßenhändler sind Tag und Nacht aktiv. Für die meisten Europäer bedeuten diese ständige Geschäftigkeit, das Gewimmel in den Straßen und der damit verbundene Geräuschpegel ziemlichen Stress. Für mich war dagegen die Ruhe in München erst einmal stressig: Ich hatte das Gefühl, in einer Welt nach einer großen Katastrophe zu leben. Nur wenn ein großes Straßenfest stattfand und die Nachbarn über den Lärm klagten, fühlte ich mich wohl.

Damit will ich sagen, dass es vor allem auf die Interpretation ankommt. Das hilft Ihnen erst einmal wenig, wenn Sie von Ihrer Umgebung, von Ihrem Job oder von bestimmten Ereignissen so gestresst sind, dass Sie sich alles andere als wohl fühlen. Und der wahrgenommene Stress hat leider auch beachtliche Folgen für die Gesundheit. Forscher haben herausgefunden, dass Stress mehr Schaden anrichtet als Rauchen, Alkohol und Übergewicht zusammen! Es ist also wirklich wichtig, etwas gegen den Stress zu tun. Und dazu müssen Sie erst einmal verstehen, dass Stress sich vor allem auf der Ebene des Bewusstseins abspielt.

Das ist natürlich auch für die Quantenheilung von Bedeutung. Es wäre wohl schwierig, mit einer Quanteneinstimmung den Verkehr einer Hauptstraße zu beruhigen – die Wahrnehmung des Verkehrslärms als Stress hingegen ist etwas, das Sie mit QUEST verändern können.

Die Intention: Mit der Formulierung Ihrer Intention müssen Sie im Fall von Stressproblemen kreativ werden. Was ist das positive, harmonieschaffende Ziel? Achten Sie – wie immer – darauf, keine Vergleiche oder Verneinungen zu gebrauchen. Eine Intention »weniger Stress mit dem Chef« oder »kein Stress am Arbeitsplatz« ist nicht sehr sinnvoll. »*Eine gute Beziehung zum Chef, auch bei hohen Anforderungen*« oder »*Eine angenehme, kooperative Atmosphäre*« sind wesentlich bessere Intentionen.

Der Kontakt: Für die Kontaktstellen können Sie entweder (meine Lieblingsstelle) die Nackenmuskeln verwenden, oder Sie finden heraus, wo sich der Stress körperlich manifestiert. Dann wählen Sie diesen Ort als die erste und einen anderen, sich gut anfühlenden Ort am Körper als zweite Kontaktstelle.

Energiemangel

Sicher kennen auch Sie Zeiten, in denen Sie sich mehr Energie wünschen und sich fühlen, als müssten Ihre Batterien endlich einmal ausgetauscht werden. Nur haben Sie kein Batteriefach, wo Sie schnell einmal die Batterien wechseln können – und Sie finden auch keine Ladestation für Ihren inneren Akku …

Sie laufen zwar nicht mit elektrischer Energie, aber mit Lebensenergie, und es gibt eine ganze Reihe an Möglichkeiten, den Energiemangel zu beheben. Schon ihre Intuition sagt Betroffenen, dass ihnen beispielsweise ein Urlaub guttun würde. Ja, eine Auszeit und Ortsveränderung kann natürlich guttun, ich halte das allerdings für nicht besonders nachhaltig, und eine kleine Erholungsreise in die Südsee kann darüber hinaus so teuer werden, dass der Stress beim Anblick des Kontoauszuges die Erholung völlig zunichtemacht. Auf die Dauer sinnvoller sind Methoden, die den Energiefluss harmonisieren (Akupunktur, Yoga, Qi Gong usw.), gesunde Ernährung und psychologische Strategien. Mit QUEST können Sie einen Energiemangel von Grund auf beheben: Indem Sie sich mit der unerschöpflichen Quelle der Quantenebene verbinden, füllen sich Ihre Lebensenergiespeicher ohne weiteres Zutun. Erinnern Sie sich an das Bild mit den fünf Brunnen? Hier trifft es besonders gut zu: Sie öffnen mit einem kleinen Dreh die Verbindung zur unendlichen Energie des Universums.

Die Intention: Eine sinnvolle Intention könnte lauten: *»Körper und Seele sind voller Kraft«.*

Der Kontakt: Um die besten Kontaktstellen aufzuspüren, ist es auch hier wieder am besten, wenn Sie herausfinden, wo genau sich der Energiemangel bemerkbar macht. Der Körper weiß oft mehr als der Verstand.

Seelische Probleme

Obwohl die meisten Menschen ihren Geist, ihre Seele, ihr Bewusstsein für mindestens ebenso wichtig wie ihren Körper halten, nehmen sie doch emotionale Bedürfnisse, geistige Verwirrungen, Sorgen oder Trauer weit weniger ernst als eine Grippe. Und einen Psychologen aufzusuchen hat in Deutschland (und erst recht in China) immer noch einen etwas merkwürdigen Beigeschmack – anders als in den USA. Dort lässt sich jeder (der es sich leisten kann) bei seelischen Schwierigkeiten ganz selbstverständlich von einem Therapeuten beraten und unterstützen. Ich finde das positiv, denn es sollte klar sein, dass beispielsweise ein gebrochenes Herz eine ebenso gute Versorgung braucht wie ein gebrochenes Bein.

Quantenheilung ist die Therapie, die die Wurzeln der Probleme angeht – und bei seelischen Problemen, insbesondere schwerwiegenden oder lange bestehenden, sind die Wurzeln tief und weit verzweigt. Das Ansetzen an den Wurzeln, über Raum und Zeit hinweg, bringt es mit sich, dass die Wirkungen der Quanteneinstimmung erst nach längerer Zeit und ganz allmählich spürbar werden. Darüber hinaus ist QUEST natürlich ideal, um eine Therapie, ob energetisch, psychologisch oder schulmedizinisch orientiert, zu unterstützen – oft ermöglicht die Quanteneinstimmung sogar erst die Psychotherapie.

Wie in allen anderen Fällen sollten Sie sich nicht um eine Diagnose, das Ergründen oder gar Interpretieren von Ursachen kümmern, wenn Sie die Quantenheilung bei psychischen Problemen einsetzen. Das alles kann auf einer anderen Ebene wichtig sein. Bei einer Quanteneinstimmung sollten Sie es aber unbedingt vermeiden.

Ein Tipp aus der Praxis: Fragen Sie sich respektive Ihren Klienten, wie es wäre, wenn das Problem wirklich vollkommen verschwände. Es ist nämlich oft so, dass ein scheinbares Problem auf einer anderen Ebene eine Lösung ist. Wenn jemand beispielsweise Nägel kaut, liegt das wohl kaum daran, dass er Hunger hat, sondern er befriedigt damit ein anderes Bedürfnis, beispielsweise will er seine Angst oder Nervosität bekämpfen. Nun müssen Sie für die Quantenheilung keine Einzelheiten wissen oder gar näher analysieren. Es hilft allerdings bei der klaren Formulierung der Intention, wenn klar ist, was die »positiven Aspekte« des Problems sind – oder wenn zumindest klar ist, dass es solche Aspekte geben kann!

Der Kontakt: Sie wissen mittlerweile, dass es für die Quantenheilung nicht entscheidend ist, wo Sie Ihre Finger oder Hände auflegen. Denken Sie noch einmal daran, dass Sie keine Energie übertragen, sondern den Kontakt mit der Ebene des Reinen Bewusstseins herstellen. Ich habe es mir dennoch angewöhnt, bei seelischen Problemen die rechte Hand auf die Herzgegend und die linke auf den Scheitel zu legen – das symbolisiert wunderbar den harmonischen Ausgleich zwischen Herz und Hirn.

Die Intention: Bei seelischen Problemen ist die Gefahr besonders groß, eigene Interpretationen, Gedanken über mögliche Ursachen und Vorstellungen darüber, wie es denn sein sollte, einfließen zu lassen. Versuchen Sie, das zu vermeiden. Formulieren Sie eine klare Intention: gut, genau und gegenwärtig. Zum Beispiel: *»Die Seele ist klar und leicht und frohgestimmt«.*

Ängste

Angst ist etwas sehr Wichtiges. Manchmal ist es lebensnotwendig, schnell zu handeln, ohne zu zögern und groß nachzudenken. Wenn der ganze Körper dabei in einem Zustand erhöhter Aktionsbereitschaft ist, ist das ebenfalls gut. Immer dann, wenn wir einer gefährlichen Situation gegenüberstehen, wird ein körperlich-geistig-seelisches Muster aktiv: Der Puls steigt, die Atmung wird schneller, die Muskelspannung verändert sich (es rumort im Bauch, und die Knie werden weich), Hormone wie Adrenalin werden ausgeschüttet, wir sind hellwach. Die Aufmerksamkeit ist ganz auf die Gefahr gerichtet, und die Sinne sind geschärft, wir spüren die Angst und sind bereit, mit voller Kraft zu kämpfen oder zu fliehen. Das ist schon faszinierend, wie alle diese Bereiche optimal zusammenwirken, wenn wir in Gefahr sind.

Das Dumme ist nur, dass das Muster auch aktiv wird, wenn wir nur an eine Gefahr *glauben*. Der Angstzustand ist zwar sehr effektiv bei Bedrohungen, aber sehr ineffektiv im Alltag. Angst fühlt sich nicht gut an, die Aufmerksamkeit ist sehr einseitig ausgerichtet, so dass wir viele Dinge nicht mitbekommen, und das Ganze kostet überaus viel Energie.

Dass wir manchmal mit Angst reagieren, obwohl gar keine Gefahr besteht, kann vielerlei Gründe haben – doch um mit einer Quantenheilung etwas gegen unnötige Angst oder für mehr notwendigen Mut zu tun, sollten Sie gar nicht erst versuchen, in seelische Abgründe zu tauchen. Es ist wirklich völlig unnötig. Auch wenn seelische Verletzungen lange zurückliegen, spielt das keine Rolle. Auf der Quantenebene hat Zeit sowieso eine andere Bedeutung. Stellen Sie nur den Kontakt mit dem Reinen Bewusstsein her – Ihre Intention gibt den Anstoß zu einer grundlegenden Harmonisierung der »Matrix«, der einmaligen Konstellation des Universums, die einen jeden Menschen ausmacht.

Da wir gerade von Ängsten sprechen, fällt mir noch etwas Interessantes ein. Menschen, die eine übersteigerte Angst vor Dingen haben, die den meisten ungefährlich scheinen, tun oft nichts gegen ihre Angst, weil sie fürchten, dass sie dann genau das täten, wovor sie jetzt Angst haben – eine Vorstellung, die ihnen natürlich Angst einjagt. Einerseits leiden diese Menschen unter ihrer Angst, andererseits ängstigt sie die Vorstellung, ihre Angst zu verlieren. Für solche Menschen setzt die Quantenheilung genau an der richtigen Stelle an – die Angst wird nicht direkt bekämpft, sondern es werden ihre Wurzeln ausgehöhlt und nach und nach mit Mut gefüllt. Dem Betroffenen wird seine Angst nicht »weggenommen«, sondern ihm wird die Freiheit der Entscheidung zurückgegeben.

Die Intention: Eine klare Intention ist natürlich auch bei Ängsten wichtig. Formulieren Sie positiv. Also nicht »weniger Angst« oder »keine Angst mehr«. Diese Formulierungen richten das Bewusstsein auf das, was dort gerade nicht sein sollte, nämlich die Angst. Also suchen wir nach dem Gegenteil, beispielsweise »Mut«. Bei einer krankhaften Angst vor Spinnen könnte die Intention sein: »*Eine Spinne lässt Entspannung und Mut entstehen*« oder »*Entspannung und Mut, bei jeder kleinen Spinne*«. Oder eine Universalintention für alle Formen von Ängsten, auch solche, die sich nicht auf konkrete Objekte, Orte oder Situationen beziehen: »*Entspannung und Mut in jeder Lage*«.

Depression

Eine echte Depression trifft ziemlich viele Menschen, wohl mehr als die Hälfte, mindestens einmal im Leben. Haben Sie gewusst, dass Depression eine der häufigsten Todesursachen ist? Eine Depression ist eine schwere Krankheit, die nicht mit gutem Zureden oder »Willenskraft« zu überwinden ist. Es ist etwas anderes als die trübe Stimmung, die Niedergeschlagenheit oder Melancholie – die depressive Verstimmung –, die uns dann und wann überfällt.

Aber eines haben die Niedergeschlagenheit und eine schwere Depression gemeinsam – das Grundthema. Für den behandelnden Psychiater oder Psychologen ist der Unterschied zwischen einer depressiven Verstimmung und einer tiefen Depression mit Suizidtendenz natürlich höchst wichtig. Bei einer richtigen Depression sind als erster Schritt meist Medikamente notwendig und sinnvoll, damit eine psychotherapeutische Arbeit überhaupt möglich wird. Und dabei ist Vorsicht geboten, denn oft ist es nur die Lähmung jeglicher Initiative, die einen depressiven Menschen vom Freitod abhält – und wenn die Medikamente langsam zu wirken beginnen, steigt erst einmal der Aktivitätslevel, obwohl die todtraurige Stimmung noch anhält. In dieser Phase versuchen die Betroffenen dann mitunter, ihre Suizidabsicht in die Tat umzusetzen.

Für eine Quantenheilung bei einer Depression oder einer depressiven Verstimmung ist die Diagnose unwichtig. Versuchen Sie nicht, den »Ursachen« der Depression auf den Grund zu gehen. Festgefasste Vorstellungen darüber, was die Ursache eines Problems ist und wie eine Lösung aussehen sollte, sind überhaupt nicht hilfreich. Machen Sie sich nochmals ganz klar, dass nicht Sie heilen, sondern dass die Heilung geschieht, wenn Sie eine Quanteneinstimmung machen. Sie haben auch keine Nebenwirkungen zu befürchten, selbst wenn Sie schwere seelische Störungen behandeln.

QUEST ist bei seelischen Problemen eine sanfte und umfassende Möglichkeit, eine weitreichende und dauerhafte Veränderung einzuleiten. Da der Leidensdruck oft hoch ist, ist es am allerbesten, eine (bei einer schweren Depression wirklich notwendige!) medikamentöse und psychotherapeutische Behandlung mit QUEST von der Quantenebene her zu unterstützen und zu beschleunigen.

Aber ganz unabhängig davon: Mit einer Quantenheilung können Sie sich ruhig auch an schwerere seelische Leiden wagen, ohne befürchten zu müssen, etwas falsch zu machen.

Die Intention: Sie sollte sich ganz darauf konzentrieren, wie der gewünschte Zustand denn aussehen sollte. Am besten ist es, wenn die Absicht absichtslos im Geist des Initiators präsent ist, das heißt, getragen vom Vertrauen in die Urenergie (Gott, das Universum ...) und vor allem im Bewusstsein, dass man selbst nur der Initiator und nicht der Heiler ist. Eine gute Intention bei Depressionen wäre nach meinem Empfinden: *»Das Denken und Fühlen ist leicht und klar«* oder *»Voll Optimismus und Zuversicht«.*

Manchmal sind Appetit- oder Schlaflosigkeit oder andere körperliche Beschwerden Anlass für eine Quantenheilung, und bei näherer Betrachtung wird deutlich, dass eine Depression dahintersteckt. Dann besteht die starke Versuchung, sich auf die Depression im Hintergrund zu beziehen. Tun Sie das bitte nicht. Gehen Sie immer vom Offensichtlichen, direkt Wahrnehmbaren aus, um die Intention zu formulieren, und lassen Sie die Heilung tieferer Ursachen und »eigentlicher« Probleme der Kraft auf der Quantenebene.

Abhängigkeit

Jede Sucht bringt Leid hervor. Das gilt ganz offensichtlich für die Sucht nach illegalen Drogen wie Heroin, doch genauso gefährlich und gesundheitlich beinahe ebenso bedenklich ist die Abhängigkeit von legalen Stoffen, wie Alkohol, Nikotin, Schlafmitteln oder anderen Medikamenten. Darüber hinaus gibt es die Spielsucht, die Internetsucht, die Abhängigkeit von materiellen Dingen oder von Menschen, die einem nicht guttun. Diese Dinge schaden der Gesundheit nicht direkt, so wie Heroin oder Alkohol, doch die Folgen sind letztlich ebenso gravierend und machen aus dem wunderbaren Geschenk des Lebens die Hölle auf Erden. Das klingt vielleicht übertrieben, doch wer einen Spiel- oder Internetsüchtigen in seinem Bekanntenkreis hat oder eine Frau kennt, die trotz schwerer Misshandlungen immer wieder zu ihrem Peiniger zurückkehrt, weiß, was ich meine.

Abhängigkeiten sind gerade dann, wenn sie nicht so dramatisch aussehen wie eine Drogensucht, ziemlich schwer zu bekämpfen; auch deshalb weil sie oft verharmlost werden oder weil nicht klar ist, wer der Ansprechpartner sein könnte.

QUEST ist ideal, um ungesunde Abhängigkeiten aufzulösen, weil die Quantenheilung auf der grundlegendsten Ebene ansetzt und die meist weitverzweigten und tiefen Wurzeln der Problematik angeht.

In der Regel ist es jedoch so, dass es eine Weile dauern kann, bis die Tiefentransformation sich im Bewusstsein und Verhalten des Empfängers zeigt. Sie führen beispielsweise eine QUEST-Behandlung zu einer Raucherentwöhnung durch – doch der Empfänger spürt überhaupt nichts und zündet sich sofort die nächste Zigarette an. Da sind Sie vielleicht etwas frustriert. (Das sollten Sie aber nie sein, da Sie bei der Quantenheilung ja nicht für die Heilung verantwortlich sind!) Nach zwei Wochen hört der Empfänger plötzlich mit dem Rauchen auf. An die QUEST-Behandlung denkt er gar nicht mehr und ist ganz stolz darauf, dass es mit dem Nichtrauchen so gut geht. In Wirklichkeit geht es nicht nur gut, sondern optimal, da die Quanteneinstimmung der schädlichen Gewohnheit den Nährboden entzogen hat. Tatsächlich würde es ihm nun gar nicht so leichtfallen, zu rauchen, da sein Körper mit Widerwillen auf das Nikotin reagieren würde.

An diesem Beispiel wird zweierlei deutlich. Erstens sollte man sich wirklich immer wieder bewusst machen, dass man mit der Quanteneinstimmung nicht heilt, sondern nur den inneren Arzt ruft. Das ist nicht nur für einen selbst wichtig, sondern auch für die Behandlung. Wer unter Erfolgsdruck (von außen oder innen) steht, hat es schwerer, die Ebene des Reinen Bewusstseins zu erreichen. Und zweitens sehen Sie, wie Quantenheilung wirkt, nämlich nach ihren ganz eigenen Gesetzen. Deshalb ist es wichtig, den Empfänger darüber aufzuklären, dass die positive Veränderung auf unerwartete Art und Weise und auch zu einem späteren Zeitpunkt auftreten kann – dadurch vermeiden Sie Enttäuschungen.

Bei Abhängigkeitsproblemen gilt das in besonderem Maße, da es dort fast die Regel ist, dass es eine Weile dauert, bis sich die Einstimmung an der Oberfläche zeigt. Aber auch diese »Regel« hat Ausnahmen. Seien Sie also nicht allzu überrascht, wenn Ihr Empfänger direkt nach einer fünfminütigen QUEST-Behandlung sein schädliches Verhalten von einem Moment auf den andern ablegt.

Ich empfehle Ihnen, bei Abhängigkeitsproblemen prinzipiell ein Power-QUEST durchzuführen und sich mindestens 20 Minuten Zeit zu nehmen.

Partnerprobleme

Bisher haben wir von Krankheiten im weitesten Sinn gesprochen, von körperlichen und seelischen. Krankheiten sind aber nicht das Einzige in unserem Leben, das Leiden verursacht. Auch Probleme mit anderen Menschen können uns sehr belasten. An erster Stelle stehen hier Probleme in einer Liebesbeziehung.

Es gibt viele Möglichkeiten, warum es in einer Beziehung zu Schwierigkeiten bis hin zur Trennung oder Scheidung kommen kann. Eifersucht, Langeweile, die Konzentration auf Kleinigkeiten, die zu Beginn der Beziehung interessant schienen, aber mit der Zeit unerträglich werden, der Alltagstrott, enttäuschte Erwartungen und unerfüllte Wünsche, die Midlife-Crisis oder die Schwiegermutter ... Man könnte diese Liste endlos weiterführen.

Und bei all dem soll die Quanteneinstimmung helfen? Ja, natürlich! Ich verstehe die Skepsis, doch wenn man einmal darüber nachdenkt, ist es eigentlich ganz einleuchtend: Eine Quanteneinstimmung heilt Disharmonie. Und bei Partnerproblemen steht ein Auseinanderfallen der Harmonie zwischen zwei Menschen ganz klar im Vordergrund. Quantenheilung ist also ganz sicher ein wunderbares Mittel, um Partnerprobleme anzugehen.

Die Heilung von Partnerkonflikten ist immer in erster Linie eine Selbstheilung. Die deutsche Autorin Eva-Maria Zurhorst hat es in dem Titel eines Buches schön ausgedrückt: »Liebe dich selbst, und es ist egal, wen du heiratest«. Ich finde zwar, dass es ganz und gar nicht egal ist, wen man heiratet – doch die Kernaussage stimmt: Um andere wirklich lieben zu können, muss man erst einmal mit sich selbst im Reinen sein. Und auch der Umkehrschluss des Buchtitels trifft völlig zu: Wenn man sich selbst nicht leiden kann, hat die Liebe kaum eine Chance.

Jede Quanteneinstimmung hilft dem Initiator, mehr Harmonie in seine eigene Seele zu bringen. Daher lautet der erste Tipp, wenn Sie Probleme in Ihrer Beziehung haben (oder wenn Sie keinen Lebenspartner haben, obwohl Sie sich nach einer Beziehung sehnen): Geben Sie möglichst oft anderen Menschen eine Quanteneinstimmung. Und Sie können sich natürlich auch direkt selbst behandeln.

Bei der Heilung von Beziehungsproblemen wäre es ideal, wenn beide Partner eine Quanteneinstimmung bekämen. Doch bleiben wir realistisch: Es wird nur selten der Fall sein, dass beide Partner gleichermaßen das Bedürfnis spüren, an ihrer Beziehung zu arbeiten und beide gleichzeitig offen gegenüber einer so ungewöhnlichen Methode wie QUEST sind. In aller Regel wird also nur ein Partner verfügbar sein. Das macht aber gar nichts. Eine Beziehung ist ja immer eine Einheit. Auch wenn die Quanteneinstimmung nur bei einem Partner stattfindet, wird sich das auf die Beziehung als Ganzes auswirken.

Die Intention: Sie sollte sich auf das beziehen, worunter der betroffene Partner leidet. Wie immer, sollten Sie vermeiden, vermutete Hintergründe und eigene Theorien darüber, wie eine Beziehung sein sollte, einfließen zu lassen. Darüber hinaus ist es aber auch wichtig, tatsächlich die Disharmonie, die bei demjenigen, dem Sie die Quanteneinstimmung geben, anzusprechen – und nicht einfach die Träume und Wünsche, nach dem Motto »Mein Partner soll von nun an immer ganz lieb und einfühlsam sein und mir jeden Wunsch von den Augen ablesen«. So funktioniert das nicht!

Eine klare, konkrete Intention ist wichtig. Leidet die Betroffene darunter, dass ihr Lebenspartner sie nicht richtig versteht, geht es um die Sicht der Betroffenen, nicht der des Partners. Die Intention könnte dann beispielsweise sein: »*Meine Bedürfnisse und meine Seele sind für meinen Partner klar erkennbar*« oder umfassender »*Die Beziehung und das gegenseitige Verständnis wachsen mit jedem Tag*«.

Die Quanteneinstimmung ist bei Partnerproblemen äußerst sinnvoll. Es dauert, bis sich die Veränderungen auf der Quantenebene im Verhalten und Fühlen zeigen – doch das ist in diesem Fall gut. Menschliche Beziehungen sind etwas sehr Komplexes und Vielschichtiges, und es ist wichtig, Veränderungen Zeit zu geben.

Zwischenmenschliche Probleme

Wer kommt schon mit allen Menschen gleichermaßen gut zurecht? Dass es Konflikte gibt, ist ganz normal. Wenn Sie jedoch mit jemandem zu tun haben – ob ein Nachbar, eine

Kollegin oder ein Familienmitglied –, der sich ständig über lächerliche Kleinigkeiten beschwert oder absolut rücksichtslos ist, dann kann das ziemlich unangenehm sein.

Aber so unangenehm dieser Mensch im Umgang auch sein mag, so ist er doch ein Mensch, der so ist, wie er ist, weil er sich nicht in Harmonie mit sich selbst und der Welt befindet. Wenn Sie ihm eine Quanteneinstimmung schenken könnten, wäre das wunderbar. Das geht theoretisch sogar, wie Sie in dem Abschnitt »Fernheilung« gesehen haben. Im persönlichen Kontakt geht es nicht – denn ein Mensch, mit dem Sie solche Probleme haben, wird schwerlich zu Ihnen kommen und Sie darum bitten, von seiner Unzufriedenheit mit der Welt, mit anderen und mit sich selbst geheilt zu werden.

Was Sie allerdings immer tun können: Sie können sich selbst oder einem anderen Betroffenen mit einer Quanteneinstimmung helfen. Erstaunlicherweise wird sich das auch auf die entsprechende Person auswirken, denn jede menschliche Beziehung, ja, die ganze Welt und letztlich das ganze Universum bilden eine Einheit, in der alles mit allem verbunden ist.

Die Intention: Vielleicht sind Sie es mittlerweile schon etwas leid, aber dennoch möchte ich Ihnen wieder ans Herz legen, daran zu denken, dass Sie in Ihre Intention nicht Theorien über Hintergründe einfließen lassen sollten. Machen Sie sich bewusst, worunter Sie (oder derjenige, mit dem Sie QUEST machen) konkret leiden, und formulieren Sie das in Ihrer Intentionsformulierung positiv, klar und in der Gegenwartsform. Beispielsweise: »*Das Verhältnis zu XX ist von Respekt und Freundlichkeit durchdrungen*«.

Sie werden staunen, wie sich die Welt verändert. Zuerst werden Sie wahrscheinlich merken, dass Sie sich über das Verhalten des anderen weniger oder überhaupt nicht mehr aufregen – und schließlich werden Sie feststellen, dass es gar keinen Grund mehr gibt, da sich sein Verhalten verändert hat.

Schule und Lernen

Lernen fällt vielen Menschen schwer. Vor allem dann, wenn sie die Schule schon lange hinter sich haben und nun etwas Neues lernen wollen, beispielsweise eine Fremdsprache. Da scheint das Gehirn manchmal wie eingerostet. Dabei ist das Gehirn eine biologische Lernmaschine – zu lernen ist die wunderbare Fähigkeit des Menschen, die ihn von rein instinktgeleiteten Wesen unterscheidet. Wenn aber die Harmonie der Gehirnfunktionen aus dem Gleichgewicht geraten ist, fällt das Lernen schwer. Das natürliche, neugierige Lernen verlernen viele Menschen schon in der Pubertät.

Da die Lernschwierigkeiten in der Regel nicht an der Schwierigkeit der Sache liegen (Warum sollte eine Fremdsprache schwierig zu lernen sein? Sie können doch bereits eine Sprache sehr gut sprechen!), können sie mit QUEST wunderbar behoben werden. Haben Sie Ihren letzten Sprachkurs frustriert abgebrochen? Dann probieren Sie es noch einmal – mit QUEST. Sie werden sich wundern, wie viel leichter das Lernen dann fällt. Oder haben Sie Kinder, die mit Schulproblemen kämpfen? Beenden Sie den Kampf mit einer Quanteneinstimmung!

Die Intention: Die Intention ist hier leicht zu formulieren: »*Das Lernen macht Spaß und fällt leicht*«. Es wird leichter fallen. Nur: Lernen müssen Sie natürlich trotzdem noch. Mit der Quanteneinstimmung können Sie viel erreichen – aber keine spanischen Vokabeln in Ihr Gehirn einpflanzen.

Als ich nach Deutschland kam, habe ich damit eigene Erfahrungen gesammelt. Deutsch ist ja angeblich eine schwere Sprache. Doch nach einem Jahr konnte ich mich fließend auf Deutsch mit meinem Mann und seinen Freunden unterhalten und mit meiner Heilpraktikerausbildung (Unterrichtssprache ist natürlich Deutsch) beginnen.

Schwangerschaft

Eine Schwangerschaft ist natürlich keine Krankheit, auch wenn manche Ärzte so tun. Doch es kann in einer Schwangerschaft zu Problemen kommen, zu gesundheitlichen, zu psychischen oder zu beidem. Wenn mit dem Fetus etwas nicht in Ordnung zu sein scheint, ist das selbstverständlich eine große seelische Belastung für die werdende Mutter. Manchmal ist auch die Schwangerschaft selbst eine große Belastung – und dabei kann kein Arzt helfen.

Medizinische Probleme sollten Sie natürlich sofort mit Ihrem Arzt besprechen. Manchmal ist ein schnelles Eingreifen unbedingt notwendig. Doch zusätzlich ist eine Quanteneinstimmung eine wunderbare Sache in einer Schwangerschaft – auch wenn überhaupt kein Problem vorliegt. Körper und Seele werden in Harmonie gebracht, und davon profitiert nicht nur die Schwangere, sondern auch das Baby.

Als meine Schwester schwanger wurde, gab es Komplikationen. Der Arzt konnte nicht viel machen und gab nur die Empfehlung, weniger zu arbeiten und viel zu ruhen. Akupunktur ist bei einer Schwangerschaft nicht ratsam – außerdem war nicht klar, was nicht stimmte. Es gab nur beunruhigende Blutungen, ohne dass eine Ursache festgestellt werden konnte. Was lag näher, als eine Quanteneinstimmung zu machen? Schließlich gibt es dabei niemals Komplikationen oder unerwünschte Nebenwirkungen – und es bedarf auch keiner Diagnose. Also gab ich meiner Schwester dreimal eine Quanteneinstimmung, jeweils zwanzig Minuten lang. Tatsächlich hörten die Blutungen nach zwei Wochen auf – und heute habe ich eine bezaubernde, vollkommen gesunde Nichte!

Wie gesagt: Auch wenn es keine Probleme in der Schwangerschaft gibt, würde ich eine Quanteneinstimmung machen. Es gibt zwar (noch) keine Untersuchungen dazu, doch ich bin mir sicher, dass sich der Fetus besser entwickelt und die Geburt leichter verläuft.

Die Intention: Als Intention nehmen Sie am besten das, was sich wohl jede Mutter wünscht: »*Das Kind entwickelt sich vollkommen – in körperlicher, geistiger und seelischer Hinsicht*«.

Ich kann mir vorstellen, dass wir einen Entwicklungssprung machen, wenn mit der Verbreitung der Quantenheilung immer mehr Kinder von Anfang an in den Genuss einer umfassenden Harmonie kommen. Wir können gespannt sein …

Geburt

Eigentlich habe ich oben schon das meiste gesagt. Doch ein paar Dinge gibt es noch. Einmal die Geburt selbst, die ja für jeden Menschen ein prägendes Ereignis ist. Manche Psychologen sind der Ansicht, dass es ein »Geburtstrauma« gibt, das verarbeitet werden muss und oft ein ganzes Leben lang nachwirkt. Das scheint mir einleuchtend. Stellen Sie sich einmal vor, Sie ruhen in völliger Geborgenheit, ohne sich um irgendetwas kümmern zu müssen, neun Monate lang in einer warmen Höhle. Sie müssen nicht einmal atmen oder essen, sondern sich einfach nur entwickeln. Und dann müssen Sie diesen angenehm dunklen, warmen, beschützenden Ort verlassen. Sie werden unter Schmerzen in ein helles Licht gebracht, zum ersten Mal dringt Luft in Ihre Lungen, und auch das tut weh, der beruhigende Trommelschlag des Herzens der Mutter und die enge Verbindung werden plötzlich unterbrochen – ist es nicht verständlich, dass dieses Ereignis große Auswirkungen hat?

Mit QUEST verläuft dieser Übergang in eine neue Lebensphase harmonischer. Ideal wäre es, wenn der Vater sowohl der Mutter als auch dem neugeborenen Kind eine Quanteneinstimmung geben könnte. Die Auswirkungen des »Geburtstraumas« wären mit Sicherheit geringer oder vielleicht sogar aufgehoben. (Mit Sicherheit kann man das jetzt natürlich nicht sagen – dazu gibt es die Quantenheilung noch nicht lange genug. Doch nach allem, was wir heute über die Quanteneinstimmung und das »Geburtstrauma« wissen, scheint es doch sehr wahrscheinlich.)

Auch für die Mutter ist die Geburt ein extrem wichtiges Ereignis. Sie erlebt ebenfalls eine Trennung. Dazu kommt,

dass sich relativ viele Mütter nach der Geburt sehr nieder-
geschlagen fühlen; immerhin entwickelt mindestens jede
zehnte (andere Untersuchungen sprechen von jeder vier-
ten) Frau eine so genannte postpartale Depression. Das ist
nicht nur für die Frau sehr belastend, sondern schadet auch
der Mutter-Kind-Bindung. Mit einer Quanteneinstimmung
könnten diese Probleme sicherlich verringert werden.

Gewichtsprobleme

Als ich nach Deutschland kam, fiel mir schnell auf, dass
sehr viele Menschen sehr gut ernährt sind. Gleichzeitig
wollen aber auch sehr viele Menschen weniger wiegen. Es
gibt unzählige Diäten – die Zeitschriften sind voll davon,
und in den Buchhandlungen gibt es eigene Regale mit Diät-
büchern. Das Gefühl dafür, was »normal« ist, wird durch
die »Vorbilder« aus Fernsehen und Werbung verzerrt. Obwohl es in China viel weniger übergewichtige Menschen
gibt, ist es in dieser Hinsicht dort genauso: Diäten, die versprechen, dass man so dünn wird wie eine der vielen ma-
gersüchtigen Schauspielerinnen, stehen hoch im Kurs.

Das Problem bei Diäten ist zum einen, dass sie manchmal übertrieben werden, und zum anderen, dass sie bei denen, die sie wirklich brauchen könnten, nur selten funktionieren. Erstens ist das Gewicht natürlich nicht nur vom
Willen abhängig. Jeder Mensch hat seine ganz individuel-
len körperlichen Voraussetzungen. Und dann ist Übergewicht auch nicht etwas, das nur mit Kalorien und Nähr-
stoffen zu tun hat. Die Seele des Betroffenen spielt eine
mindestens ebenso große Rolle.

Ob Sie nun eine Diät machen und schlanker werden wollen oder ob Sie Gewicht zulegen wollen oder sogar aus gesundheitlichen Gründen müssen – in jedem Fall ist QUEST eine sehr empfehlenswerte Begleitung auf dem Weg zu Ihrem Idealgewicht. Das für *Sie* ideale Gewicht ist aber nicht einfach mit einer Formel zu berechnen. Nicht nur Alter, Größe, Körperbau und sportliche Aktivitäten spielen eine Rolle, sondern ebenso Ihr Selbstbild, Ihre Vorstellung von einem gesunden Körper, Ihre Freude am Genießen, Ihre Bedürfnisse und Werte. Was wäre an einem Gewicht »ideal«, für das Sie sich jeden Tag missmutig quälen müssen?

Problematisch ist es, wenn Ihr Wunschgewicht über oder unter bestimmten Grenzen liegt, beispielsweise bei einem BMI über 30 (das steht für krankhaftes Übergewicht) oder unter 17 (das steht für Untergewicht). Wenn Sie sich das wünschen, impliziert dieser Wunsch, krank zu sein. Das werden Sie mit einer Quanteneinstimmung natürlich niemals erreichen können.

Eine Quantenheilung wirkt immer positiv. Sie stellt das Gleichgewicht her – und dabei richtet sie sich nicht nach abstrakten Tabellen, sondern nach dem idealen Gleichgewichtszustand. Und der hängt *auch* mit Ihrem Bewusstsein zusammen: erstens mit Ihrer Intention, zweitens mit Ihren wahren Bedürfnissen, körperlichen wie seelischen. Das Ergebnis einer Quantenheilung wird Ihr persönliches Idealgewicht sein, also das Gewicht, das sowohl für Ihre körperliche Gesundheit als auch für Ihr seelisches Wohlbefinden optimal ist; bei dem Sie sich langfristig zufrieden und zu Hause in Ihrem Körper fühlen.

Dieses Gewicht kann ein anderes sein, als Sie es sich vorgestellt haben. Ein magersüchtiges Mädchen würde, wenn die Quanteneinstimmung Ergebnisse zeigt, das Gewicht erreichen, mit dem sie sich wirklich wohlfühlt. Dieses Gewicht läge aber mit Sicherheit weit über dem Gewicht, das sie ursprünglich aufgrund ihrer Anorexie-Erkrankung haben wollte. Die Quantenheilung bringt den Menschen ins Gleichgewicht. Und dort sind weder Magersucht noch Fettsucht zu finden.

Andere Anwendungen der Quantenheilung

Nicht nur bei Menschen hat Quanteneinstimmung eine erstaunliche Wirkung. Sie lässt sich auch bei Wasser, Lebensmitteln, Tieren und Pflanzen zur Harmonisierung einsetzen.

Nahrungsmittel und Wasser aufladen

Manche Dinge sind so naheliegend, dass wir sie leicht übersehen. So ging es mir mit der Idee, QUEST einzusetzen, um Lebensmittel und Wasser zu harmonisieren. Eine Freundin, der ich erklärt hatte, was Quantenheilung ist, sagte ganz nebenher: »Dann müsste das ja eigentlich auch gut für Wasser sein ...« Später bin ich demselben Gedanken in verschiedenen Büchern begegnet. Er leuchtete mir sofort ein.

Sie können es selbst testen. Füllen Sie zwei Gläser mit Leitungswasser. Machen Sie bei einem Glas eine Quanteneinstimmung mit der Intention »*Das Wasser ist vollkommen rein und belebend*«. Halten Sie Ihre Hände dabei mit

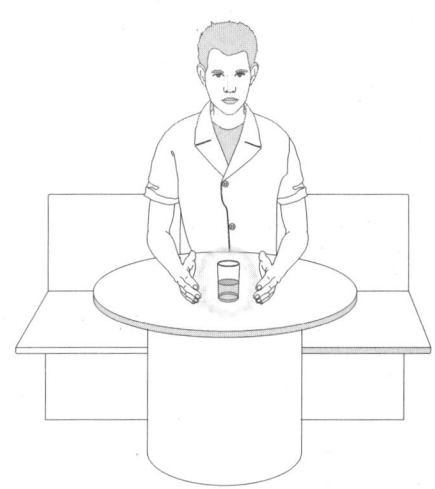

Wasser mit Quanten-einstimmung behandeln: Wasser und Nahrungsmittel kann man ganz einfach mit Energie aufladen, indem man das harmonisierende Quantenfeld nutzt.

ein wenig Abstand vom Glas (um das Wasser nicht aufzuwärmen) und gehen Sie nach der üblichen Methode vor. Lassen Sie Ihren Geist leer werden und konzentrieren Sie sich darauf, dass in beiden Händen ein gleichmäßiges Gefühl entsteht.

Wenn Sie schon ein wenig Erfahrung mit QUEST haben, werden Sie ganz genau spüren, wenn der Kontakt hergestellt ist. Wenn nicht, halten Sie Ihre Hände etwa zwei Minuten lang, während Sie versuchen, Ihren Geist frei von Gedanken zu halten.

Und dann probieren Sie das Wasser aus beiden Gläsern.

Ich bin mir ziemlich sicher, dass Sie den Unterschied schmecken werden. Noch besser ist es, wenn Sie das Experiment gemeinsam mit jemand anderem machen. Dann können Sie die Augen schließen und sich die Gläser reichen lassen, ohne zu wissen, ob Sie gerade das behandelte oder das unbehandelte Wasser trinken. Die Überraschung, dass Sie den Unterschied tatsächlich schmecken können, wird umso größer sein.

Eine Wasserflasche mit energetisch reinem Wasser ist wie eine kleine Notfallapotheke. Und als völlig legales, gesundheitlich und moralisch unbedenkliches Dopingmittel ist so ein »Quantenwasser« ideal für den Sport. Wahrscheinlich fallen Ihnen noch einige andere Anwendungen ein, beispielsweise in der Hautpflege oder um Ihre Pflanzen zu wässern …

Mit Lebensmitteln funktioniert es genauso. Wenn Sie QUEST bei Nahrungsmitteln einsetzen, tragen Sie nicht nur dazu bei, sich gesund zu ernähren. Die Lebensmittel bleiben auch länger frisch, sind länger haltbar und schmecken intensiver.

Eine interessante Erfahrung, die mit diesem Thema zusammenhängt, möchte ich Ihnen nicht vorenthalten. Nachdem ich wusste, dass man seine Lebensmittel mit QUEST optimieren kann, tat ich das natürlich bei allem, was ich aß. Abgesehen davon, dass es besser und gesünder schmeckte, stellte ich auch fest, dass ich automatisch weniger zu mir nahm! Der intensivere Geschmack und die bessere Verwertung der Inhaltsstoffe machte schneller satt – QUEST hilft somit beim Abnehmen …

Tiere

Mit einer Quantenheilung können Sie selbstverständlich auch Tiere behandeln, kleine ebenso wie große. Und Sie müssen keine Diagnose stellen – was bei Tieren oft schwierig ist, da sie auf die Frage »Was fehlt dir denn?« nicht antworten können.

Ich glaube, nach all dem, was Sie nun schon über Quantenheilung wissen, ist Ihnen das bei Hunden oder Katzen völlig klar, und Sie haben eine Vorstellung davon, wie Sie dabei vorgehen. Aber wie sieht es bei kleinen, scheuen oder gefährlichen Tieren aus? Wie sollen Sie bei einer Wüstenspringmaus die Hände auflegen? Und wenn Sie die Hände bei einem kranken Tiger auflegen, riskieren Sie, dass Sie danach keine Hände zum Auflegen mehr haben.

Es ist denkbar einfach. Wenn Sie das Buch bis hierher durchgehend und aufmerksam gelesen haben, kennen Sie die Lösung. Es ist nämlich für die Quantenheilung überhaupt nicht notwendig, die Hände oder Finger aufzulegen. Es fließt ja keine Energie vom Initiator zum Empfänger. Die Hände aufzulegen dient lediglich dazu, die Aufmerksamkeit besser zu fixieren und die Intention des harmonischen Energieausgleichs im Bewusstsein zu halten. Sie können also eine Quantenheilung durchführen, auch ohne das Tier anfassen zu müssen. Oder Sie verwenden einen Stellvertreter, wenn Ihnen das lieber ist. Wie das funktioniert, können Sie im Abschnitt »Fernheilung« noch einmal nachlesen.

Tiere reagieren in der Regel äußerst gut und prompt auf eine Quanteneinstimmung. Die Energie aus der Quantenebene muss sich nicht durch viele komplex verwobene Schichten unbewusster Konditionierungen und Blockaden durcharbeiten. Stellen Sie sich vor, Sie drehen einen Wasserhahn auf und halten einen Schwamm (das komplexe menschliche Bewusstsein) davor. Dann läuft das Wasser zwar, aber mit Verzögerung und mit weniger Druck – ohne den Schwamm ist es einfach schneller.

Letztes Jahr wurde mein kleiner Hund Daidai eines Abends sehr krank. Zuerst wirkte er nur sehr matt und erschöpft, doch dann begann er Blut zu spucken. Jeder, der selbst einen Hund hat, kann sich vorstellen, wie besorgt ich war. Ich blieb die ganze Nacht an seiner Seite und gab ihm zweimal eine Quanteneinstimmung. Ich hoffte, dass er seine schwere Erkrankung so vielleicht besser überwinden könnte. Aber meine Hoffnungen wurden weit übertroffen. Am nächsten Morgen war er vollkommen gesund und munter, tollte wie immer in der Wohnung umher und spielte mit seinem Ball! Ich weiß bis heute nicht, was die Ursache seiner Krankheit war – doch es war offensichtlich keine Kleinigkeit. Ich war sehr erstaunt, wie schnell und vollkommen die Quantenheilung bei Daidai wirkte. Ein kleines Wunder!

Mittlerweile habe ich schon häufiger die Erfahrung gemacht, wie ungewöhnlich gut die Quantenheilung bei Tieren wirkt. Probieren Sie es doch einmal bei Ihrem Haustier aus!

Übrigens sollte die Quantenheilung eigentlich auch bei Verhaltensproblemen von Tieren positiv wirken. Bei Hunden sind die ja nicht so selten. Eine Quanteneinstimmung kann wahrscheinlich sehr dabei helfen, etwas zu verändern, und scheint mir eine ideale Ergänzung zu einem normalen Hundeschulen-Training zu sein. Der Hund wird schneller lernen, und seine Verhaltensprobleme (die eine Art seelisches Ungleichgewicht sind) werden sich leichter auflösen. Wenn Sie einen Hund haben, der sich in irgendeiner Form nicht benimmt, sollten Sie es einmal versuchen. Ich selbst habe damit noch keine Erfahrung gemacht, aber die Wahrscheinlichkeit, dass es funktioniert, ist sehr hoch, meine ich.

Pflanzen

QUEST ist natürlich auch ein ideales Mittel, um Ihre Pflanzen gesund und lebendig zu erhalten. Es ersetzt nicht Wasser, Licht und Nährstoffe – das sollte wohl klar sein. Doch eine Quanteneinstimmung hilft Ihren Pflanzen, Wasser, Licht und Nährstoffe optimal zu verwerten. Ich bin fest davon überzeugt, dass Ihre Pflanzen mit QUEST kräftiger, schneller und widerstandsfähiger werden – sie blühen auch länger, und die Blüten sind größer.

Das zumindest sind die Ergebnisse eines Experimentes auf meinem Balkon. Unsere Wohnung in China hat einen ziemlich großen Balkon, und da ich Blumen liebe, ist er ein kleines Blumenparadies. Das ganze Jahr über! Denn Kanton liegt in der subtropischen Klimazone, so dass es keinen richtigen Winter gibt und ständig alles grünt und blüht. Ich pflanzte also die Samen von verschiedenen Blumen in zwei große Kübel. Den Pflanzen im ersten Kübel gab ich mehrmals eine Quanteneinstimmung. Sonne und Wasser bekamen natürlich beide gleichermaßen. Beide wuchsen. Nach einer Woche glaubte ich, die Schösslinge in einem Topf seien grüner und ein wenig größer. Nach einem Monat war der Unterschied bereits für jeden klar erkennbar – sogar für meinen Bruder, der absolut keinen Sinn für Pflanzen hat ...

Machen Sie selbst einmal ein paar solche Experimente – im Garten, auf der Terrasse oder auf dem Balkon oder einfach bei Ihren Zimmerpflanzen.

Die Praxis ist die gleiche wie bei der Quanteneinstimmung bei Tieren. Es ist nicht notwendig, die Hände aufzulegen, und wenn Sie etwas »Fassbares« brauchen, verwenden Sie einen Stellvertreter (mehr dazu im Abschnitt »Fernheilung«).

Dinge

Eine Quantenheilung bei Gegenständen? Wenn der Kühlschrank krank wird und nicht mehr kühlt? Bei einem Autoschaden nicht den Kfz-Mechaniker, sondern den Quantenheiler bemühen? Das klingt ziemlich lächerlich, doch solche Späßchen haben einen wahren Kern. Wenn Ihr Kühlschrank einen Kurzschluss hat, werden Sie auch durch Quantenheilung die verschmorten Drähte nicht wiederherstellen können. Und um den geplatzten Reifen zu wechseln, sollten Sie lieber zum Ersatzreifen greifen, als zu hoffen, dass Sie mit einer Quantenheilung das Loch schließen und Luft in den Reifen füllen können.

Trotzdem haben aber schon Menschen glaubhaft versichert, dass nach einer Quantenheilung ihre Uhr wieder lief, Batterien wieder geladen waren oder ein tropfender Wasserhahn wieder funktionierte. Stimmt das wirklich? Oder sind das nur Märchen?

Das Rätsel ist eigentlich leicht zu lösen, wenn man ein wenig darüber nachdenkt. Was geschieht, in ganz allgemeinen Begriffen, bei einer Quantenheilung? Die Energien kommen in ein gesundes Gleichgewicht, Gesundheit und Harmonie werden wiederhergestellt.

Wie ist das nun mit einem Kurzschluss, bei dem Drähte verschmort sind? Sind die verschmorten Drähte krank? Nein. Das betroffene Gerät? Ebenfalls nicht. Denn alles ist im Gleichgewicht, vollkommen im Einklang mit seiner Natur – es ist lediglich nicht mehr nützlich für uns. Eine Quantenheilung, die immer eine aus dem Gleichgewicht geratene Harmonie wiederherstellt, bringt in diesem Fall natürlich nichts. Genauso ist es mit kaputten Autoreifen, gerissenen Keilriemen oder dem leeren Tank.

Etwas anders ist es beispielsweise bei einer Uhr, die aufgrund eines winzigen Ungleichgewichts im Uhrwerk stehen geblieben ist, bei einer Batterie, die noch Reserven hat, aber aufgrund ungünstiger Ladungsverteilungen keinen Strom liefern kann, oder bei einer Dichtung, die nicht mehr richtig schließt. Immer dann, wenn ein natürlicher Prozess in einen besseren Gleichgewichtszustand kommen kann, wenn die Zustandsänderung einen Zuwachs an Harmonie bedeutet – dann bewirkt eine Quantenheilung etwas. Wenn es dagegen kleiner Heinzelmännchen bedürfte, die tatkräftig anpacken – dann klappt es natürlich nicht mit der Quantenheilung.

Bei all dem Wunderbaren, das mit QUEST zu erreichen ist, besteht schon einmal die Gefahr, dass man die Urenergie mit einer Märchenfee verwechselt. Es geht aber alles ganz natürlich zu. Und das ist wunderbarer als jedes Märchen!

Mit einer Quanteneinstimmung können Sie nicht nur stehengebliebene Uhren wieder in Gang setzen und aus Ihrem Akku den letzten Strom herauskitzeln. Am allerbesten ist es, QUEST zur Vorbeugung einzusetzen: Ihre Elektrogeräte werden länger halten, Ihre Akkus werden länger laufen, Oberflächen werden widerstandsfähiger, Ihr Stromverbrauch sinkt ... Setzen Sie Ihre Kreativität ein!

Materielle Umstände

Durch eine Quanteneinstimmung kann die Energie im menschlichen Körper wieder ins Gleichgewicht kommen – das ist für die meisten Menschen, die offen für Neues sind, gut nachvollziehbar. Wenn ich nun aber behaupte, dass QUEST auch materielle Sorgen heilen kann, ruft das bestimmt Erstaunen hervor – oder trifft sogar auf heftige Ablehnung.

Das kann ich gut verstehen. Ich bin auch nicht von selbst darauf gekommen. Für mich war die Quantenheilung zuerst »nur« ein revolutionärer, neuer Aspekt der Heilkunst. Als ich das erste Mal davon hörte, dass eine Quanteneinstimmung ebenso gut bei materiellen Problemen eingesetzt werden kann, war ich, gelinde gesagt, erstaunt. Nein, um ehrlich zu sein: Ich war entsetzt und etwas empört. Eine wunderbare Heilkunst einsetzen, um seinen materiellen Wohlstand zu erhöhen? Dagegen sträubte sich etwas in mir. Nach einigem Nachdenken erkannte ich allerdings, dass es meine vorgefassten Meinungen waren, die sich da sträubten. Denn eigentlich ist die Idee überhaupt nicht abwegig. Als ich erst einmal die Augen geöffnet hatte, sah ich, dass es im Grunde absolut einleuchtend war. Auch der materielle Austausch, beispielsweise in Form von Geld, ist Energie. Warum sollten nur die Prozesse im menschlichen Körper durch eine Quanteneinstimmung harmonisiert werden können, nicht aber Prozesse außerhalb des Körpers? Außerdem besteht eine offensichtliche Beziehung zwischen materiellen Problemen, Einstellungen, Gedanken und Bewusstsein.

Ganz deutlich wird das, wenn man das inzwischen weithin bekannte Phänomen der Anziehung durch Bewusstseinsinhalte betrachtet. Die Hintergründe dafür, *warum* es oft funktioniert, wenn man »Bestellungen beim Universum« aufgibt, *warum* das Wünschen in so vielen Fällen erfolgreich ist, waren nie ganz klar. Menschen, die sich intensiv mit dem Thema befassten, stellten allerdings fest, dass eine Haltung des »erwartungsvollen Wollens« nicht oder wesentlich weniger wirksam ist als ein im Bewusstsein verankerter Wunsch, der jedoch mit einer »Haltung des erwartungslosen Loslassens« verbunden ist. Und was ist das anderes als eine, wenn auch unbewusste, Quanteneinstimmung? Nur die dahinterstehende Philosophie und die Klarheit der Begründung, wie das Ganze wirkt, ist eine andere. Aber eigentlich ist ein »Wunsch« nichts anderes als eine Intention. Und die Haltung des erwartungslosen Loslassens ist genau die Haltung, die uns am ehesten mit dem Reinen Bewusstsein und mit der Quantenebene in Verbindung bringt.

Nutzen Sie die Möglichkeiten! So fantastisch das auch klingt: Wenn Sie unter Geldsorgen leiden, wenn der Mangel an Geld-Energie Ihr Leben aus dem Gleichgewicht bringt, können Sie mit Quantenheilung auch diesen Aspekt Ihres Lebens wieder in Ordnung bringen. Und zwar von Grund auf. Für gierige Menschen ist die Quanteneinstimmung allerdings keine Möglichkeit, um noch mehr zu bekommen. Die Quanteneinstimmung führt eine tiefe Harmonie herbei, auf allen Ebenen – und die wird bei einem gierigen Menschen nicht durch »noch mehr« entstehen. QUEST wird ihn eventuell von seiner Gier und damit von der Wurzel seines Leidens heilen können. Doch leider erkennen gierige Menschen ihre Gier selten als Problem und suchen deshalb gar nicht erst nach Abhilfe. Doch wenn Sie tatsächlich unter materiellen Sorgen leiden, wenn der Mangel an materiellen Möglichkeiten Ihre Entwicklung hemmt, wenn Ihre Arbeit unterbezahlt ist, wenn Ihre Herzenswünsche materieller Unterstützung bedürfen – dann können Sie tatsächlich mit einer Quanteneinstimmung eine neue Ebene erreichen.

Dabei ist es tatsächlich manchmal unvorhersehbar, was genau geschieht, wenn die Harmonie wiederhergestellt wird. Sie könnten auf unerwartete Weise zu Geld kommen, Sie könnten ein neues Jobangebot bekommen, oder es wird Ihnen vielleicht auf einmal klar, wie Sie Ihr Ziel mit den materiellen Mitteln, die Ihnen momentan zur Verfügung stehen, erreichen können. Lassen Sie sich überraschen!

Der Kontakt: Natürlich werden Sie sich jetzt fragen, wo um alles in der Welt Sie nun die Hände auflegen sollten. Ich frage bei solchen Problemen erst einmal, wo genau denn die Disharmonie zu spüren ist. Und sagen Sie jetzt nicht »im Geldbeutel« oder »auf meinem Bankkonto«. Ich meine: Wo spüren Sie es im Körper? Ist es so, dass Ihnen der materielle Mangel die Luft zum Atmen nimmt (Lunge), dass Sie sich wie gelähmt fühlen (Muskeln), dass Ihnen die Sorge Kopfzerbrechen bereiten (Kopf), dass sie Ihnen Magenschmerzen verursachen (Magen), dass Sie unter der Last der finanziellen Verpflichtungen fast zusammenbrechen (Rücken)? Wenn Sie das Problem auf diese Art und Weise lokalisieren, wird es viel leichter mit der Quanteneinstimmung. Probieren Sie es einfach aus!

Träume verwirklichen

Haben Sie Träume, die Sie bisher nicht verwirklicht haben? Wahrscheinlich eine dumme Frage. Wer hat denn nicht mindestens einen kleinen unerfüllten Traum? Endlich einmal eine Reise nach Australien machen. In einem Düsenjäger mitfliegen. Die große Liebe erleben. Im Fernsehen auftreten. Aus dem Job aussteigen und etwas ganz Neues anfangen. Etwas Großartiges leisten.

Ob Sie es glauben oder nicht – eine Quanteneinstimmung kann Ihnen dabei helfen, jeden Traum in die Realität zu übertragen.

Ich habe (leider) die Erfahrung gemacht, dass die Träume sehr vieler Menschen vor allem um Geld kreisen. Vielleicht war auch Ihr erster Gedanke »ein Hauptgewinn im Lotto«. Das ist nichts Schlimmes; es dreht sich in der Welt heute wirklich sehr viel um Geld. Geld ist schließlich auch eine Energie. Doch über materielle Wünsche habe ich schon im vorigen Abschnitt ausführlich gesprochen. Einen Lottogewinn werden Sie (in der Regel – es gibt Ausnahmen) mit einer Quanteneinstimmung also nicht erzwingen können. So funktioniert das eben nicht. Eine Quanteneinstimmung führt immer zu einem erhöhten harmonischen Zustand. Ein Lottogewinn ist das normalerweise nicht. Oft sogar das Gegenteil. Umfragen unter Lottogewinnern haben gezeigt, dass sie schon wenige Monate nach ihrem Gewinn genauso glücklich oder unglücklich waren wie davor.

Doch es gibt glücklicherweise noch andere Wünsche – Wünsche, deren Erfüllung keinen kurzzeitigen Rausch mit sich bringt, sondern anhaltende Befriedigung verschafft. Wünsche, zu deren Erfüllung man tatkräftig beiträgt, sind eigentlich immer befriedigender als Dinge, die einem in den Schoß fallen. Sie kennen sicher die Volksweisheit »Hilf dir selbst, so hilft dir Gott«. Das können Sie direkt auf die Quanteneinstimmung übertragen. Wenn Sie nicht bereit sind, etwas zur Erfüllung Ihres Wunsches zu tun, dann ist es sehr fraglich, ob es ein Wunsch ist, dessen Erfüllung sich lohnt. Und noch wichtiger: Er wird Sie nicht in einen harmonischeren Zustand bringen. Das aber ist eine Voraussetzung dafür, dass eine Quanteneinstimmung überhaupt ansetzen kann.

Wenn wir eine Quanteneinstimmung nutzen, um unsere wahren Wünsche zu erfüllen, so hilft es nichts, wenn wir uns wie Kindergartenkinder verhalten und schreien: »Ich will, will, will! Haben, haben, haben!«

Der erste Schritt wäre, sich erst einmal über sein Bedürfnis klar zu werden. Ich spreche nicht von »tieferen, psychologischen Wurzeln Ihrer Bedürfnisse« – das ist in der Quanteneinstimmung nicht wichtig. Wichtig ist aber, dass tatsächlich ein Bedürfnis, also eine Disharmonie zwischen Ist- und Idealzustand, besteht.

Am besten stellen Sie sich die Frage wieder auf körperlicher Ebene, das macht die praktische Durchführung der Quanteneinstimmung leichter. Fragen Sie sich: Wo tut es weh? Wo und wie spüre ich meinen Traum in meinem Körper? Sie werden schnell merken, welcher Ort im Körper den Mangel ausdrückt, den Sie fühlen. Es können Herzgefühle, Kopfgefühle, Bauchgefühle sein. Oder vielleicht auch ganz andere.

Wenn Sie mit dieser Methode nicht weiterkommen, probieren Sie es mit dem Einsatz eines Stellvertreters (mehr dazu im Abschnitt »Fernheilung«). Dies ist ein sehr effekti-

ver Weg, seine Träume mit Hilfe einer Quanteneinstimmung in die Realität zu bringen. Dazu suchen Sie sich einen Gegenstand, der Ihren Traum symbolisiert. Es geht
nicht darum, eine besonders tiefsinnige und originelle Sym-
bolik zu finden. Der Gegenstand sollte etwas sein, bei dessen Anblick Ihnen das Herz aufgeht – oder bei dem Sie eine
Traurigkeit überkommt, weil er so gut symbolisiert, was
Ihnen fehlt. Es geht also nicht um Gedanken, sondern um
Gefühle.

Es kann etwas ganz Alltägliches sein, wie ein Bild aus
einem Reiseprospekt, das Ihr Fernweh weckt. Oder eine
kitschige Postkarte, die Ihnen Tränen in die Augen steigen
lässt, weil Sie dabei an das Fehlen einer großen Liebe in
Ihrem Leben denken müssen. Es müssen aber echte Gefühle sein, die der Stellvertreter auslöst. Dann gehen Sie vor,
wie Sie es inzwischen von der Quantenheilung gewohnt
sind. Wenn Sie dabei die Hände auflegen, legen Sie eine
Hand auf das Symbol und die andere auf Ihr Herz, Ihren
Bauch, Ihre Stirn … Lassen Sie sich von Ihrer Intuition lei-
ten.

Was sich manifestiert, kann manchmal sehr überraschend sein. So war es der größte Traum eines Freundes,
Anerkennung mit seiner Musik (die ich, ehrlich gesagt,
furchtbar fand) zu bekommen und mit seiner Band berühmt zu werden. Es war eher ein Spiel als Ernst, als wir
dazu eine Quanteneinstimmung machten. Dass er mit seiner Punk-Band in China Erfolg haben würde – da war ich
schon sehr skeptisch. Im Ausland ohnehin nicht. Oder haben Sie schon einmal irgendeine chinesische Band gehört?

Und ich hatte Recht mit meinen Zweifeln. Nur zwei Wochen später löste sich die Gruppe auf. Anscheinend hatte

mein Freund genug von Musik, denn er begann wieder intensiv zu malen (er hatte an der Kunsthochschule studiert). Einen Monat später bewarb er sich für eine Ausstellung junger Künstler in Peking und wurde genommen. Nicht nur das: Seine Bilder waren ein Riesenerfolg. Zwei seiner Gemälde hängen heute in einem großen New Yorker Museum! Sein Traum, durch seine Kunst Anerkennung zu finden, war Wirklichkeit geworden – nur ganz anders, als er es erwartet hatte.

Quantenphysik und Quantenheilung

In diesem Kapitel werde ich versuchen, Sie mit den Geheimnissen der Quantenwelt ein wenig vertraut zu machen. Ein paar Dinge haben Sie schon bei den Quanten-Facts erfahren – die jedoch sicherlich mehr Fragen aufwarfen als Antworten gaben. Wenn Sie sich gefragt haben, was es denn nun genau mit der Nullpunktenergie, dem Kollaps der Wellenfunktion, dem Doppelspaltexperiment oder, um mal ganz am Anfang zu beginnen, mit Quanten auf sich hat, dann haben die Quanten-Facts ihre Aufgabe erfüllt: Sie neugierig zu machen.

Ich möchte hier noch einmal Zhang Cheng, meinem Physikerfreund, danken, der viel Zeit darauf verwendet hat, um mir dieses schwierige Thema ein wenig näherzubringen. Ich bin keine Physikerin, ich bin nicht einmal besonders gut in Mathematik. Doch das hat auch Vorteile. Erstens werde ich Sie hier bestimmt nicht mit Formeln quälen. Und zweitens weiß ich nur zu genau, wo bei einem Laien die Verständnisschwierigkeiten liegen.

Dennoch wird es im Folgenden möglicherweise etwas schwierig werden. Die Quantenwelt liegt jenseits unserer Sinne – und ist uns damit nur schwer zugänglich. Ich kann Ihnen aber versprechen, dass es sehr spannend wird. Sie werden vermutlich staunen, vielleicht sogar ein wenig erschrecken, wenn Sie hören, wie die Grundlagen der Realität, wie wir sie heute kennen, aussehen. Jedenfalls werden

Sie eine Ahnung davon bekommen, dass die Quantenheilung mehr ist als Wunschdenken, sondern dass sie auf wissenschaftlichen Erkenntnissen beruht.

Bei manchen Menschen hat die Wissenschaft keinen guten Ruf. Oft wird vermutet, Wissenschaftler wollten neue Erkenntnisse nicht zulassen, nach dem Motto, dass »nicht sein kann, was nicht sein darf«. Meiner Ansicht nach ist das ein Vorurteil. Alle Wissenschaftler, mit denen ich gesprochen habe, waren ausgesprochen aufgeschlossen. Ja, vielen Dingen gegenüber waren sie skeptisch. Doch diese Skepsis war die Triebfeder der Neugier, die jeden guten Wissenschaftler ausmacht. Wenn sie etwas nicht verstehen, versuchen sie mehr zu erfahren. Sie experimentieren, das heißt, sie gehen methodisch vor. Die Experimente sind nachvollziehbar und wiederholbar.

Nun ist die wissenschaftliche Methode nicht die einzige Methode, Erkenntnisse zu gewinnen. Das würde auch kein seriöser Wissenschaftler behaupten. Aber sie ist die sinnvollste Methode, wenn es darum geht, nachvollziehbare und regelmäßig zutreffende Voraussagen zu machen – und entsprechende Konsequenzen zu ziehen. Das heißt nicht unbedingt, dass diese klare Methode auch die wertvollsten Erkenntnisse bringt. Dass wir lieben, fühlen und spirituelle Wesen sind – diese Erkenntnisse verdanken wir nicht der Wissenschaft. Und das ist gut so.

Esoterische Lehren, Religionen und Lebensweisheiten enthalten sicherlich Wahrheiten, doch diese können wir nur dann verstehen, wenn wir glauben. An die Wissenschaft zu glauben, ist dagegen ein Widerspruch in sich: Die Grundlage der Wissenschaft ist es, zu zweifeln und den eigenen Geist zu nutzen, um zur Einsicht zu gelangen. Die

Quantenphysik ist heute eine der am besten experimentell gesicherten physikalischen Theorien: Sie ist beinahe hundert Jahre alt, und trotz aller Bemühungen, Fehler darin zu finden, ist das bis heute nicht gelungen. Die Wissenschaft scheint an die Grenze gestoßen zu sein, die Spekulation von Erkenntnis trennt – und berührt damit sozusagen »von der anderen Seite her« die Einsichten spiritueller Erkenntnisse.

Folgen Sie mir nun, wenn Sie möchten, in die faszinierende, geheimnisvolle und manchmal vielleicht sogar etwas unheimliche Welt der Quanten.

Atome, Quarks und Quanten

Das Wort »Atom« dürfte Ihnen geläufig sein. Die Idee, dass alles, was ist, aus unvorstellbar kleinen Bausteinchen besteht, die nicht mehr weiter geteilt werden können, kam schon in der Antike auf. Damals war das natürlich reine Spekulation. Die Idee von »Atomen« tauchte übrigens nicht zum ersten Mal im alten Griechenland auf, sondern in den philosophischen Schulen Indiens. Erst zweihundert Jahre später wurde der Begriff »Atom« – »das Unteilbare« – in der griechischen Philosophie erwähnt.

Die Vorstellung von Atomen setzte sich durch. Doch erst vor etwa zweihundert Jahren wurden die ersten Experimente gemacht, die zeigten, dass es tatsächlich Atome gibt. Und sie schienen wirklich unteilbar. Diese Atome sind jedoch viel, viel kleiner, als man es sich in früheren Jahrhun-

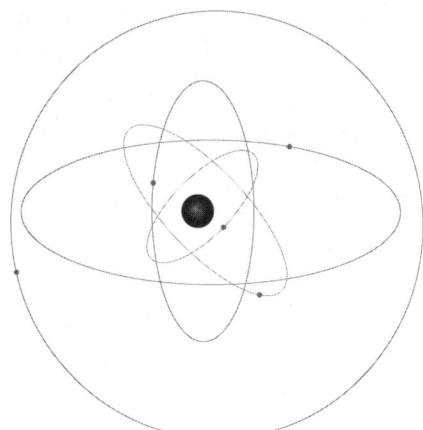

Bohr'sches Atommodell: Vor etwa hundert Jahren kam man von der Idee ab, dass Atome feste Kugeln sind. Nils Bohr hatte die Vorstellung, dass Elektronen um einen Atomkern kreisen, so wie die Planeten um die Sonne.

derten auch nur vorstellen konnte. Wenn Sie das kleinste Staubkorn, dass Sie gerade noch sehen können, auf die Größe eines Fußballfeldes ausdehnen würden, dann würde ein Atom, wenn Sie sehr gute Augen haben und ganz genau hinsehen, als gerade noch wahrnehmbares Pünktchen erscheinen, ein Kreidestäubchen von den Feldlinien.

Aha, da hätten wir also die kleinsten Bausteine der Materie – unglaublich kleine unteilbare Kügelchen. Falsch. Denn allmählich stellte sich heraus, dass die Atome doch nicht unteilbar waren. Sie schienen einen positiv geladenen Kern zu haben, der fast die gesamte Masse ausmachte und der von negativ geladenen Teilchen, den Elektronen, umkreist wurde.

Tatsächlich besteht der größte Teil eines Atoms aus Leere. Wenn man ein Atom in einem Größenmaßstab darstellt, den wir mit unseren Sinnen erfassen können, wird das ganz deutlich. Stellen Sie sich vor, ein Atom hätte den Durchmesser einer größeren Stadt, sagen wir einmal Hamburg. Der Atomkern entspräche dann etwa einem Menschen, der in Hamburg Mitte in einem Café sitzt. Aber dieser Mensch würde mehr als 99,9 Prozent der Masse des ganzen Gebietes ausmachen. Der Rest wäre praktisch leer, bis auf ein paar unsichtbare Bakterien – die Elektronen.

Und die ganze Materie besteht aus diesen Atomen! Hätte ein Atom die Größe eines Basketballs, wären die Atomkerne bereits so klein, dass man sie selbst mit einer starken Lupe nicht sehen könnte. Wenn man einen Tennisball auf eine Mauer aus solchen Atom-Basketbällen werfen würde, würde er mit höchster Wahrscheinlichkeit einfach hindurchfliegen. Nur ganz selten würde der Tennisball auf einen der winzigen, unsichtbaren Kerne treffen.

Die Erkenntnis, dass die scheinbar feste Materie praktisch aus nichts besteht, ist ziemlich verwirrend, finde ich. Wir bestehen also sozusagen fast aus nichts. Und natürlich nicht nur wir: Das gilt für alles, was wir sehen.

Je mehr die Physiker die Bausteine der Materie entschlüsselten, desto weniger blieb von der »Festigkeit«. Erst stellte sich heraus, dass auch die Atomkerne aus Kernbausteinen bestehen, den Protonen und Neutronen. Dann wurde klar, dass auch diese »kleinsten Teilchen« zusammengesetzt sind: Sie bestehen aus Elementarteilchen, den Quarks. Doch sowohl die Elektronen, die um den Atomkern verteilt sind, als auch die Quarks, aus denen die Protonen und Neutronen zusammengesetzt sind, können nicht mehr in demselben Sinn als feste Teilchen angesehen werden, wie die Atomkerne. Sie sind eher »Energie«.

Das bedeutet, dass letztlich *alles* Energie ist. Und die kleinsten Energieeinheiten – das sind die Quanten.

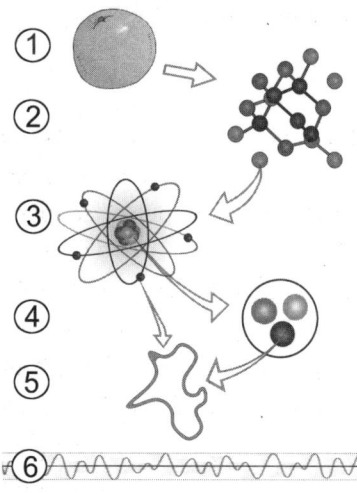

Hierarchie Materie – Quanten

1 *Materielle Ebene: Beispielsweise ein Apfel*

2 *Molekülebene: Verbindungen von Atomen*

3 *Atomebene: Das Atom mit dem Kern aus Protonen und Neutronen*

4 *Quantenebene: Ein Kernbaustein besteht aus drei Quanten, und ein Elektron ist selbst ein Quantenteilchen*

5 *Stringebene: Nach der Stringtheorie sind Quanten keine eindimensionalen Teilchen, sondern zweidimensionale »Strings« (Schnüre)*

6 *Nullpunktenergie: Die schöpferische Grundebene des Seins*

Diese Quanten verhalten sich nun vollkommen anders, als wir es von »Dingen« gewohnt sind. Wir können niemals die Geschwindigkeit eines Quants kennen und gleichzeitig wissen, wo es sich befindet. Und wenn wir wissen, wo es sich befindet, können wir niemals seine Geschwindigkeit kennen. Quanten können sich unter bestimmten Umständen rückwärts in der Zeit bewegen, ihr Verhalten kann vom Bewusstsein beeinflusst werden, sie können Welle und Teilchen sein.

Welle oder Teilchen? Oder beides?

Energetische Welle oder festes Teilchen? Es sollte nicht so schwierig sein festzustellen, worum es sich bei Quanten handelt. Damit kommen wir zu dem Doppelspaltexperiment.

Wenn Sie mit einem Maschinengewehr auf eine Mauer feuern, werden die Geschosse – die festen Teilchen – dort stecken bleiben oder zurückgeschleudert. Wenn ein Geschoss auf ein Loch in der Mauer trifft, geht es hindurch und bleibt dann in einer zweiten Mauer stecken. Wenn es zwei nebeneinanderliegende Löcher in der Mauer gibt (und Sie kein so toller Schütze sind), fliegen die Kugeln mal durch das eine, mal durch das andere Loch. Die Auffangmauer hinter der ersten Mauer wird dann an zwei Stellen Einschussstellen aufweisen.

Löst man hingegen eine Schallwelle aus (beispielsweise indem man in die Hände klatscht), pflanzt sich diese Welle in der Luft fort. Eine Welle transportiert übrigens keine Materie – wenn beispielsweise eine Welle durch den Ozean läuft, wird kein Wasser in eine Richtung verschoben, die Wasserteilchen bewegen sich nur auf und ab. Das können Sie leicht selbst feststellen, indem Sie einen Bindfaden irgendwo festbinden, das freie Ende festhalten und ihn schnell auf- und abbewegen. Sie sehen, wie die Welle im Bindfaden entlangläuft – offensichtlich wird aber keine Materie transportiert.

Wenn nun die Schallwelle, die beim Klatschen entsteht, auf ein Loch in der Mauer trifft, tritt die Welle durch das

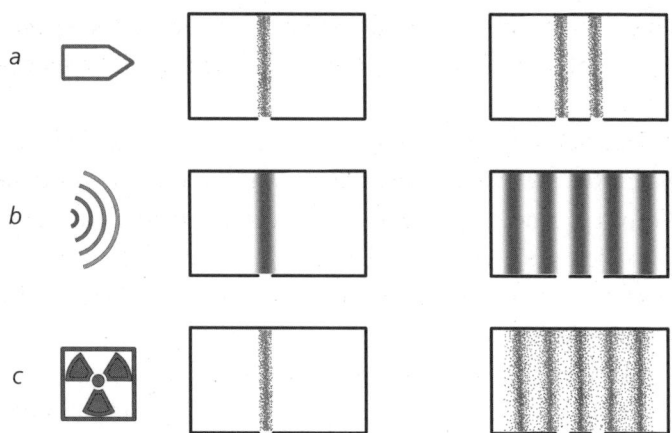

Doppelspalt-Teilchen-Schallwelle-Quanten: Was geschieht, wenn man Gewehrkugeln (a), eine Welle (b) oder Quanten (c) durch einen Doppelspalt schickt? Bei einem Spalt verhalten sich Quanten wie Teilchen – doch wenn sie durch zwei Spalte gehen können, zeigen sie Wellencharakter.

Loch hindurch und setzt sich dahinter fort. Jemand, der hinter der Mauer steht, kann auch mit geschlossenen Augen feststellen, wo das Loch ist, egal, wo er steht. Die Welle trifft ein Ohr früher als das andere – aber sie kommt überall an. Wenn mehr Löcher in der Mauer sind, geht die Schallwelle durch alle Löcher, und es entstehen Überlagerungsmuster. Dann ist es nicht mehr ganz so einfach, die Quelle zu lokalisieren: An manchen Stellen ist es lauter, an anderen leiser. Aber auf jeden Fall wird man das Klatschen hören, das heißt, von der Schallwelle getroffen werden.

Wenn man eine Quantenquelle hat – beispielsweise eine Kerze, die Photonen, also Lichtquanten, aussendet –, kann man die Probe machen, ob sich Quanten wie feste Teilchen oder wie Wellen verhalten. Man nimmt eine Wand, die einen Spalt aufweist, und spannt in einem gewissen Abstand dahinter Fotopapier (also lichtempfindlich beschichtetes Papier).

Und tatsächlich zeigt sich, dass das Licht aus Teilchen besteht: Direkt hinter dem Spalt wird eine Linie auf dem Fotopapier belichtet – eben dort, wo die Lichtteilchen aufgetroffen sind. Jedes Teilchen macht einen Punkt auf dem Papier. Die Annahme, dass Licht aus Teilchen besteht, ist also erwiesen, oder?

Machen wir einfach noch einen Versuch. Machen wir einen zusätzlichen Spalt in die Wand. Eigentlich sollten hinter den beiden Spalten zwei Linien auftauchen. Aber was geschieht? Etwas ganz Seltsames. Tatsächlich macht jedes Lichtteilchen nach wie vor einen Punkt auf dem Fotopapier. Doch nicht – wie wir erwarten würden – direkt hinter oder wegen Streuungseffekten nahe an einem der Spalte. Das heißt: nicht immer. Manchmal aber doch. Wenn wir immer mehr Lichtteilchen durch die beiden Spalte schießen, taucht allmählich ein Muster auf. Und dieses Muster entspricht genau dem, das wir von einer Welle erwarten würden!

Die Physikwelt staunte nicht schlecht darüber. Was nun? Hatte das Licht nun Wellen- oder Teilchencharakter? Offenbar beides. Aber wie konnte das sein? Man experimentierte weiter, und es wurde immer verrückter.

Schon das letzte Ergebnis ist seltsam genug: Denn ein Lichtteilchen schlug ja immer an einem bestimmten Ort ein. Aber *viele* Teilchen zeigten ein Interferenzmuster, also eine Verteilung der Teilchen, die eigentlich einer Welle entspricht. Aber wie zum Teufel konnten die anderen Teilchen denn »wissen«, was die anderen machten? Es musste also jedes »Teilchen« als Welle durch beide Spalte gehen, sich selbst überlagern und dann, entsprechend einer Wellenfunktion, sich irgendwo auf dem Fotopapier wieder als Teilchen manifestieren.

Also versuchte man zu messen, durch welchen Spalt das Teilchen flog. Doch sobald man das versuchte, verhielt es sich ganz »brav« und flog nur durch einen Spalt, wie man es von einem Teilchen erwarten würde.

Die Folgen dieses Experiments waren gigantisch. Es revolutionierte alle bisherigen Vorstellungen. Offenbar hatten Photonen (und andere Quanten) nicht die Eigenschaften, die wir aus unserer Alltagswelt kennen. Quanten befinden sich anscheinend in einem »Superpositionszustand«, in dem alle Möglichkeiten enthalten sind. Erst dann, wenn eine Messung stattfindet, realisiert sich eine konkrete Möglichkeit!

Das kommt nicht nur Menschen wie mir und Ihnen eigenartig vor – auch so geniale Geister wie Albert Einstein oder der österreichische Nobelpreisträger Erwin Schrödinger konnten sich mit solchen »Geisterteilchen« zunächst überhaupt nicht anfreunden.

Schrödingers Katze

1935 stellte Schrödinger ein Experiment vor, das zeigen sollte, wie absurd manche Behauptungen in der Quantentheorie seien. Vor allem die Interpretation der Ergebnisse, nämlich dass Quanten in einem »unentschiedenen« Gespensterzustand sein könnten, leuchtete ihm nicht ein. Er

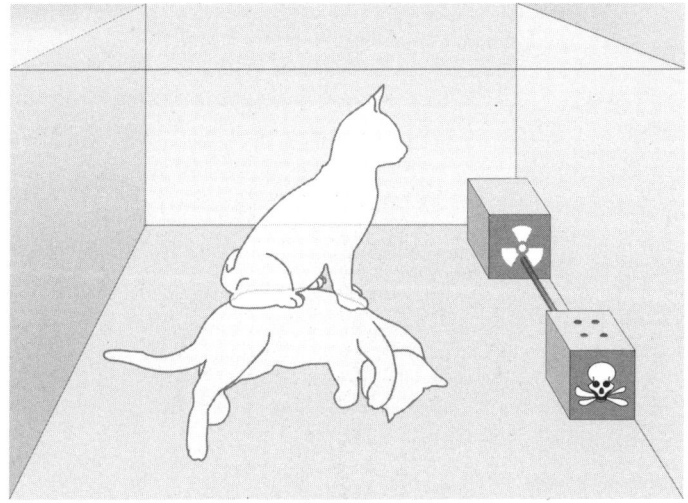

Schrödingers Katze: Nach der Kopenhagener Deutung gibt es vor der Beobachtung einen Überlagerungszustand, in dem die Katze sowohl lebendig als auch tot ist.

nahm an, man würde nur bestimmte Faktoren noch nicht kennen, die Quantentheorie wäre also unvollständig.

Das stellte sich als falsch heraus. Die alternativen Interpretationen der Quantenmechanik, die Schrödinger, aber auch beispielsweise Einstein vorschwebten, passten nicht zu den experimentellen Konsequenzen der Quantenphysik. Die Quantenwelt ist tatsächlich so erstaunlich. Und Schrödingers Gedankenexperiment ist heute ein Klassiker und wird gerne verwendet, um die spannenden Konsequenzen der Quantenphysik zu illustrieren. Außerdem zeigte Schrödinger, dass Quantenereignisse auf der denkbar kleinsten Ebene Auswirkungen auf unsere Alltagsebene haben können, da Quantenereignisse mit sichtbaren Ereignissen »verschränkt« sein können.

Die Quantentheorie sagt – und die Experimente bestätigen das offenbar –, dass Quantensysteme mit einer Wellenfunktion beschrieben werden können und dass erst dann, wenn der Zustand des Systems gemessen wird, sich ein konkreter Zustand ergibt. Vor der Messung sind alle möglichen Zustände der Wellenfunktion überlagert, das heißt gleichzeitig vorhanden.

Wenn Sie jetzt nur Bahnhof verstehen, wundert mich das gar nicht. Da ging es mir nicht anders. Schrödinger machte die Sache nun mit seinem Gedankenexperiment anschaulich. Machen Sie sich bitte klar, dass es sich um ein *Gedanken*experiment handelt – es wurde also *keine* Katze dafür verwendet.

In Schrödingers eigenen Worten verläuft das Experiment so:

»Eine Katze wird in eine Stahlkammer gesperrt, zusammen mit folgender Höllenmaschine (die man gegen den direkten Zugriff der Katze sichern muß): In einem Geiger'schen Zählrohr befindet sich eine winzige Menge radioaktiver Substanz, so wenig, daß im Laufe einer Stunde vielleicht eines von den Atomen zerfällt, ebenso wahrscheinlich aber auch keines; geschieht es, so spricht das Zählrohr an und betätigt über ein Relais ein Hämmerchen, das ein Kölbchen mit Blausäure zertrümmert. Hat man dieses ganze System eine Stunde lang sich selbst überlassen, so wird man sich sagen, daß die Katze noch lebt, wenn inzwischen kein Atom zerfallen ist. Der erste Atomzerfall würde sie vergiftet haben. Die Psi-Funktion des ganzen Systems würde das so zum Ausdruck bringen, daß in ihr die lebende und die tote Katze [mit Verlaub] zu gleichen Teilen gemischt oder verschmiert sind. Das Typische an solchen Fällen ist, daß eine ursprünglich auf den Atombereich beschränkte Unbestimmtheit sich in grobsinnliche Unbestimmtheit umsetzt, die sich dann durch direkte Beobachtung entscheiden läßt. Das hindert uns, in so naiver Weise ein ›verwaschenes Modell‹ als Abbild der Wirklichkeit gelten zu lassen ...« (Erwin Schrödinger: *Naturwissenschaften*, 48, 807; 49, 823; 50, 844; November 1935)

Aber der Punkt ist, wie sich inzwischen zweifelsfrei herausgestellt hat: Es hindert uns keineswegs, so »naiv« zu sein. Die experimentellen Ergebnisse der Quantenphysik lassen kaum andere Schlüsse zu, als dass die Unbestimmtheit die Grundlage der Realität ist und dem bewussten Beobachter eine Schlüsselrolle zukommt. Erst durch die bewusste Beobachtung kollabiert die Wellenfunktion zu einer manifesten Realität.

Oder anders gesagt: Das Bewusstsein bestimmt die Wirklichkeit!

Quantenhafte Schwebungen

Schrödingers Katze, die zwischen lebendem und totem Zustand schwebt, ist ein Gedankenexperiment. Es gibt aber auch Experimente in der Realität, die genau dieselbe, kaum vorstellbare Eigenschaft der Quanten zeigen.

In den ersten Atommodellen wurden die Elektronen auf ganz bestimmten Bahnen lokalisiert. Sie konnten sich nur auf diesen Bahnen bewegen, und jeder Bahn entsprach eine bestimmte Energie. Dieses Modell erwies sich jedoch als falsch.

Tatsächlich kann ein Elektron sowohl auf einer *als auch* auf einer anderen Bahn sein, also viel und wenig Energie »gleichzeitig« haben. Auch diese Zustände sind überlagert.

Wenn man ein Gas aus Atomen mit Photonen bestrahlt, die zwei verschiedene Energiestärken haben, werden die Elektronen auf mehrere Bahnen *gleichzeitig* gehoben. Jedes wieder zurückgestrahlte Photon hat sowohl die geringere *als auch* die höhere Energie. Das zeigt sich durch so genannte Schwebungen – ein Phänomen, das Sie vielleicht kennen, wenn Sie beispielsweise Gitarre spielen. Wenn Sie zwei sehr nahe beieinander liegende Töne spielen, entstehen solche Schwebungen: Der Ton klingt abwechselnd laut und leiser. Bei den abgestrahlten Photonen ist es ähnlich. Die Wellen überlagern sich, und es treten abwechselnd energiereiche und weniger energiereiche Abstrahlungen auf. Wenn man nun misst, findet man jedoch immer nur eine Energie – und die Schwebungen hören auf!

Der Schluss daraus ist, dass die Atome tatsächlich beide Zustände überlagern, bis schließlich der Beobachter die Wellenfunktion kollabieren lässt und eine eindeutige Realität entsteht.

Diese Ergebnisse der Quantenmechanik sind verstörend. Sie gehen nicht mit unserem bisherigen Weltbild, in dem alles eindeutig bestimmt ist, zusammen. Und es ist immer noch nicht ganz klar, wie man diese Ergebnisse der Experimente einordnen soll. Eins ist jedenfalls *nicht* der Fall: Dass es sich nur um »verborgene Variablen« handelt, also um Kräfte, die wir einfach noch nicht kennen. Die Begründungen dafür sind zu mathematisch, um sie hier darzustellen, doch kein Physiker zweifelt heute mehr daran, *dass* sich die Quantenwelt anders verhält, als wir es von der Alltagswelt gewohnt sind. Es gibt jedoch unterschiedliche Interpretationen – eine so fantastisch wie die andere –, die trotzdem dieselben Implikationen für die Quantenheilung haben: Das Bewusstsein bestimmt unsere Realität.

Wahrscheinlichkeiten, Viele Welten oder Informationen?

Die gängige Interpretation der Experimente, die ich oben beschrieben habe, ist die, dass Quanten mehrere Energiezustände gleichzeitig haben können. Durch die Verschränkung mit größeren Systemen trifft das auch auf unsere Alltagswelt zu. Der bewusste Beobachter lässt durch die Beobachtung die Wellenfunktion kollabieren – aus der Vielfalt der Möglichkeiten entsteht also durch das Bewusstsein *eine* Realität.

Der Nobelpreisträger Werner Heisenberg sagte dazu:

»Die Beobachtung selbst ändert die Wahrscheinlichkeitsfunktion unstetig. Sie wählt von allen möglichen Vorgängen den aus, der tatsächlich stattgefunden hat. ... Wenn wir beschreiben wollen, was in einem Atomvorgang geschieht, müssen wir davon ausgehen, dass das Wort ›geschieht‹ sich nur auf die Beobachtung beziehen kann, nicht auf die Situation zwischen zwei Beobachtungen. Es bezeichnet dabei den physikalischen, nicht den psychischen Akt der Beobachtung.« (Werner Heisenberg, *Quantentheorie und Philosophie*, 1986)

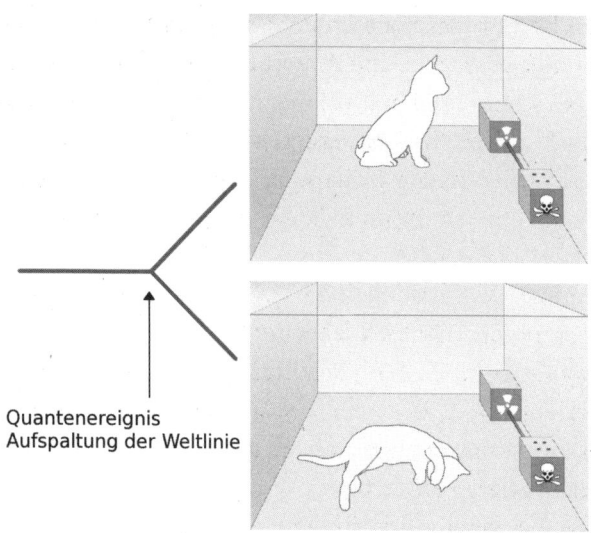

Die Viele-Welten-Theorie ist eine Alternative zu dem schwer fassbaren »Überlagerungszustand«. Bei einem Ereignis spaltet sich die Weltlinie auf: Es gibt ein Universum, in dem die Katze lebt, und eines, in dem sie tot ist.

Diese Deutung, die als »Kopenhagener Interpretation« bekannt ist, ist heute die am meisten akzeptierte. Doch es ist nicht die einzige.

Die Hauptkritik an der Kopenhagener Deutung ist, dass der Begriff der »Messung« unklar ist: Wann findet die Messung statt, wann greift das Bewusstsein ein, um die Wellenfunktion kollabieren zu lassen? Einige Physiker störten sich auch daran, dass etwas »zufällig« geschehen sollte. Dass die Wahrscheinlichkeiten auf »verborgenen Variablen«, also auf Unkenntnis bestimmter Faktoren, beruht, konnte ausgeschlossen werden. Welche Möglichkeit gibt es denn dann?

Hugh Everett war noch Student bei John Wheeler, als er eine grundlegend neue Interpretation vorstellte – die von der Physikwelt erst einmal völlig ignoriert wurde. Heute ist sie jedoch dabei, die bisherige Deutung abzulösen. Er meinte, es gebe keinen Kollaps der Wellenfunktion – das sei nur eine Illusion. Denn in Wirklichkeit seien *immer alle Möglichkeiten Realität*!

Schrödingers Katze befinde sich also nicht in einem überlagerten Zustand aus lebender und toter Katze, sondern es würden beide Vorgänge Realität. Und zwar jede in einer anderen Welt! Bei jedem Ereignis spalte sich die Welt in mehrere Parallelwelten auf: in der einen sei die Katze tot, in der anderen lebendig.

Und das trifft auf alle Ereignisse zu. Es gibt also eine Realität, in der Sie dieses Buch lesen und anfangen, sich an der Quantenheilung zu versuchen. In einer anderen Realität werden Sie dieses Buch nie lesen. Es könnte einem schwindlig werden, wenn man weiterdenkt.

Doch das Bewusstsein spielt weiterhin die entscheidende Rolle. Es bringt nicht mehr die Wellenfunktion zum Kollabieren, doch es entscheidet, welcher Weltlinie Sie folgen. Mit jeder Entscheidung, die Sie treffen, wählen Sie unter den unendlich vielen Paralleluniversen das aus, dem Sie mit Ihrem aktuellen Bewusstsein folgen!

Die Folgerungen daraus sind enorm. Im vorletzten Kapitel werden wir noch einmal darauf zu sprechen kommen.

Hier aber erst einmal noch eine weitere Möglichkeit, die ich jedoch nur andeuten möchte. Diese Interpretation der Quantenmechanik ist relativ neu, hat aber schon jetzt einige Physiker und Philosophen überzeugt: Der Physiker John Archibald Wheeler stellte eine Theorie auf, nach der alles im

Universum – Quanten, Atome, Felder, Raum und Zeit – auf Prinzipien der Informationstheorie beruht. Die Information selbst wird zu einer grundlegenden physikalischen Größe.

Diese Theorie ist ziemlich radikal. Nach ihr haben materielle Objekte ihren Ursprung in Informations-Bits. Und auch in dieser Theorie spielt das Bewusstsein die entscheidende Rolle.

Die schöpferische Nullpunktenergie

Wenn man Materie abkühlt, wird die Bewegung der Elementarteilchen geringer. Die geringere Bewegung *ist* die Abkühlung. Das heißt, die Energie des Systems wird immer geringer.

Beim absoluten Nullpunkt, der bei –273,15 Grad Celsius liegt, müsste also jede Bewegung zum Stillstand kommen. Erstaunlicherweise ist das jedoch nicht der Fall – aufgrund der Heisenberg'schen Unschärferelation können Ort und Geschwindigkeit eines Teilchens nicht gleichzeitig bekannt sein. Wenn nun die Bewegung (und damit die Energie) aufhörte, wäre das jedoch der Fall. Denn was sich nicht bewegt, nimmt logischerweise auch immer denselben Ort ein. Wäre das der Fall, wäre die Quantentheorie falsch.

Das ist sie aber nicht. Und wieder zeigt sich ein erstaunlicher, in unserer Alltagswelt kaum begreiflicher Aspekt der Quantenwelt. Im System bleibt immer die »Nullpunktenergie« – was eigentlich ein Widerspruch in sich scheint. Entweder sollte die Energie im System doch bei null liegen

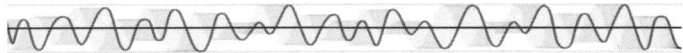

Nullpunktenergie: Quanten können nicht stillstehen und die Energie null haben. Die Nullpunktenergie ist der Zustand, in dem spontan Quanten vergehen oder zu existieren beginnen. Das ist die Wurzel des Schöpferischen.

oder eben darüber. Es ist jedoch wieder einmal ganz anders. Die Gesamtenergie ist null, doch jedes gemessene Teilchen trägt eine gewisse Energie. Daraus folgt aber auch, dass es gewissermaßen »negative Energie« gibt, die »weniger als nicht vorhanden« ist.

Diese Energie kann man als *schöpferische Kraft* interpretieren – die Kraft der Nullpunktebene, aus der letztlich alles entsteht.

Deshalb wird die Nullpunktebene oft mit dem Reinen Bewusstsein assoziiert. Auch aus dem Reinen Bewusstsein entsteht alles. Hier treffen sich Spiritualität und Naturwissenschaft – alles wird eins.

Strings und Branes

Es sind natürlich noch nicht alle Rätsel des Universums gelöst. Die Quantentheorie scheint in mancher Hinsicht tatsächlich die unterste Ebene des Wissens erreicht zu haben – und trifft sich dort mit Erkenntnissen der Spiritualität wieder.

Das heißt aber nicht, dass es nicht immer wieder interessante neue Entdeckungen und Weiterentwicklungen gibt. Bis vor einiger Zeit schien die Quantentheorie unvereinbar mit der Relativitätstheorie, obwohl beide in ihren jeweiligen Bereichen richtig zu sein scheinen. Dann kam die Stringtheorie auf.

Bislang wurde immer von punktförmigen »Elementarteilchen« ausgegangen – und diese Vorstellung führte zu mathematischen Problemen. Heute geht man davon aus, dass Quanten »Strings«, also eine Art eindimensionale »Fäden« sind – oder gar »Branes«, also mehrdimensionale »Ebenen«, deren Schwingungen einer Energie entsprechen.

Dies löst einige Schwierigkeiten der Quantenmechanik auf mathematischer Ebene. Doch auch für unser Weltbild hat es Konsequenzen. Während die Realität bislang als vierdimensionale Raumzeit betrachtet wurde, wird allmählich klar, dass es mehr als diese vier Dimensionen gibt: Unsere Realität scheint mindestens zehn Dimensionen aufzuweisen.

Es gibt also noch mehr, als wir ahnen. Wir können gespannt sein, was die Zukunft bringt. Ein paar Dinge wissen wir heute schon.

Das Bewusstsein formt die Realität.

Alles ist Energie.

Alles ist miteinander verbunden.

Diese Aussagen sind nicht neu. Philosophen, Heilige und Weise haben sie bereits vor Tausenden von Jahren gemacht. Doch erst durch die Quantenphysik wurden sie nachvollziehbar.

Wir treten in eine neue Phase der Entwicklung der Menschheit ein. Und die Quantenheilung ist ein wichtiger Teil davon.

Quantenphilosophie

Einer der herausragendsten theoretischen Physiker des letzten Jahrhunderts war John Archibald Wheeler. (Er wurde im vorherigen Kapitel bereits erwähnt, und zwar als Lehrer von Hugh Everett, dem Schöpfer der Viele-Welten-Theorie, sowie als Protagonist der Quantentheorie als Informationstheorie.) Er ist ein exzellentes Beispiel dafür, wie sich heute Naturwissenschaft und Philosophie endlich wieder vereinen. Berühmt sind seine »Really Big Questions«, die »wirklich großen Fragen«:

◎ Warum gibt es Quanten?
◎ Entsteht das, was ist, aus Information?
◎ Was ist das Sein?
◎ Ist das Universum mit uns verbunden?
◎ Was führt zur Bedeutung?

Vor allem mit den letzten drei Fragen haben sich die Menschen schon seit Jahrtausenden beschäftigt. Sie sind die Kernfragen der Philosophie.

Der Verlust der Bedeutung

Die Quantenphysik hat unser Weltbild revolutionär verändert. Es ist nicht die erste solche Revolution. Und doch ist sie in gewisser Hinsicht etwas ganz Besonderes.

Bis vor einigen Jahrhunderten war der Mensch eins mit dem Universum. Das klingt schön, doch dabei gab es einen entscheidenden Haken: Dieses Universum war klein, geradezu winzig. Die Erde war das Zentrum von allem, und der Mensch war der Mittelpunkt der Welt. Dann kam die erste große Revolution: Es wurde klar, dass die Erde nicht im Mittelpunkt des Universums stand, dass die Sonne und die Sterne nicht um die Erde kreisen. Man muss sich in die Lage der damaligen Menschen hineinversetzen, um die Bedeutung dieses Erkenntnisschrittes zu verstehen. Auf einmal waren sie nicht mehr Mittelpunkt, das Gefühl der Bedeutung und Sicherheit ging teilweise verloren. Natürlich weigerten sich viele, diesen Schritt zu gehen – diejenigen, die das kleine, geschlossene Universum aufbrechen wollten, wurden verfolgt und sogar mit dem Tod bedroht. Nicht wenige landeten auf dem Scheiterhaufen.

Der Verlust der Bedeutung war aber nicht nur ein Verlust. Er war auch Befreiung. Das geistige Universum weitete sich. Doch der erste Schritt zur Trennung von Spiritualität und Wissenschaft war getan. Nun war die Wissenschaft der Weg, auf dem die Menschheit nach Bedeutung suchte.

Es folgten weitere Schritte. Nicht einmal unser Sonnensystem war der Mittelpunkt des Universums. Es zeigte sich, dass die Sonne nur einer von Abermilliarden Sternen in einer Milchstraße war – und es gab Abermilliarden Milchstraßen. Und wieder erweiterte sich das Bewusstsein. Die verzweifelte Suche nach Bedeutung wurde immer stärker.

Dann kam Darwin und zeigte überzeugend, dass der Mensch kein direktes Produkt eines Gottes war, sondern eines von vielen Wesen, das eine im Großen und Ganzen zufällige Evolution hervorgebracht hatte. Das war der nächste Schlag für das Selbstbewusstsein. Wieder einmal erweiterte sich das Bewusstsein, wieder einmal ging Sicherheit verloren, wieder einmal scheiterte die Suche nach Bedeutung.

Die Suche der Wissenschaften wurde immer mehr zum Selbstzweck. Doch dahinter stand Verzweiflung: Irgendwo musste doch die verlorene Bedeutung sein, irgendwo musste es doch einen Sinn geben. Das hatte Folgen. Auf der Suche nach Sinn und Bedeutung wandten sich die Menschen äußeren Zielen zu, sie suchten sich »neue Götter«: Macht, Besitz, Herrschaft über die Natur. Die Folgen davon sehen wir heute.

Der Verlust des Wissens

Währenddessen war die Spiritualität stehengeblieben. Natürlich, denn sie hatte sich schon lange zur höchsten Vervollkommnung entwickelt. In ihr gab es keine Sinnprobleme. Den Heiligen, Erleuchteten und Weisen waren viele Zusammenhänge vollkommen klar.

Aus heutiger Sicht ist es faszinierend, wie sehr die Aussagen von Menschen mit mystischen Erfahrungen Aussagen der modernen Physik ähneln.

Wenn der chinesische Philosoph Laozi sagt: »Wer vom Dao spricht, kennt nicht das wahre Dao«, dann spricht er über die Grenzen des Erklärbaren. Doch die Aussagen des Daoismus sind verblüffend: Das Dao ist das Eine, aus diesem entspringen die Gegensätze (Yin und Yang), aus diesen die »zehntausend Dinge« (also alles). Das Dao ist das, mit dem das Reine Bewusstsein in Verbindung tritt und mit dem es eins wird.

In der Bibel finden wir eine ähnliche Aussage: Am Anfang schuf Gott Himmel und Erde. Dann schied Gott das Licht von der Finsternis, den Himmel von der Erde, das Wasser vom Land. Es entstand die Vielfalt. Im Einswerden mit dem Ursprung, mit Gott, findet der Mensch seine Bestimmung. Der christliche Mystiker Meister Eckhart sagte über diesen Zustand: »Hier sind alle Grasblättlein und Holz und Stein und alle Dinge eines.«

In allen Religionen, ja auch bei atheistischen Mystikern findet man solche Aussagen. Offenbar steht hinter all diesen Erfahrungen eine wahrnehmbare Wirklichkeit.

Der »Schönheitsfehler« der spirituellen Weltsicht ist, dass sie keine guten Aussagen über materielle Vorgänge machen kann. Vergeblich suchen wir bei den alten Weisen Erklärungen darüber, wie die Schwerkraft funktioniert, was Licht ist, wie die Materie beschaffen ist usw. Nun kann man sich auf den Standpunkt stellen: Wozu müssen wir das wissen? Offensichtlich hat all das Wissen die Menschen ja nicht glücklicher gemacht.

In der Tat. Doch das Wissen hat sie freier gemacht und den Geist – allerdings nur in einer Richtung – enorm erweitert. Und dies hat schließlich doch positive Folgen.

Die Begegnung von Wissenschaft und Spiritualität

Hier kommen wir zur Revolution, die die Quantentheorie ausgelöst hat. Diese Revolution hat gerade erst begonnen. Das naturwissenschaftliche Wissen hat nun eine Grenze durchbrochen – die scheinbar unvereinbaren Welten der Spiritualität und der Naturwissenschaft beginnen wieder eins zu werden.

Auch die Quantenrevolution nimmt dem Menschen liebgewonnene Gewissheiten. Die Welt ist nicht so festgefügt, wie wir dachten, und selbst die Zeit strömt nicht mehr ohne weiteres in eine Richtung; vielleicht ist nicht einmal unser Universum das einzige, sondern eines von unendlich vielen. Doch es gibt einen fundamentalen Unterschied zu den früheren naturwissenschaftlichen Revolutionen, die zwar mehr Freiheit gaben, den Menschen jedoch in eine immer hoffnungsloser scheinende Bedeutungslosigkeit stürzten und ihn Scheinzielen nachjagen ließen, die keine wirkliche Erfüllung bringen konnten und stattdessen in eine Spirale von Zerstörung, Gewalt und Verzweiflung mündeten.

Die beginnende Revolution der Quantentheorie lässt erkennen, dass Wissen und Spiritualität niemals Gegensätze waren. Die Aussagen, die Mystiker trafen, werden nun durch die Naturwissenschaft verständlich. Wir sind tatsächlich ein untrennbarer Teil des Universums. Unser Bewusstsein formt die Welt. Der Mensch mit seinem Bewusstsein ist kein bedeutungsloses Stück Materie in einem endlosen, leblosen, kalten Universum.

Wir stehen heute an einem Punkt, der in mancherlei Hinsicht der Situation der Europäer im 15. Jahrhundert

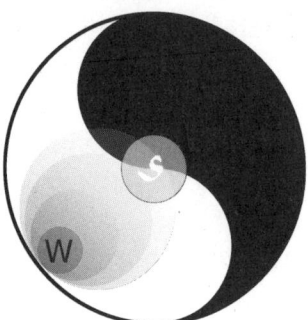

Die Spiritualität ist ganzheitlich – doch auch sie erfasst nur einen Teil. Die Wissenschaft begann einen Teil der Welt zu erforschen und ignorierte das, was den Verstand überschreitet. Mit der Quantenrevolution dehnt sich das ganzheitliche Verstehen der Welt aus – Spiritualität und Wissenschaft begegnen sich.

ähnelt. Als die Welt noch eine Scheibe war, fragten sich die Menschen, ob Indien im Osten oder im Westen läge. Es konnte ja nur eines sein – bis klar wurde, dass die Welt eine Kugel ist und beides zutrifft. Ob wir nach Osten oder nach Westen reisen, ist egal, wir kommen in jedem Fall nach Indien. Und genau so ist es heute mit der Naturwissenschaft und der Spiritualität.

Aus der Vereinigung beider wird sich eine neue Philosophie entwickeln, eine Philosophie, in der der Mensch wieder Bedeutung hat, aber auch ein Wissen, das sich vermitteln lässt. Eine erleuchtete Seele und ein erleuchteter Verstand. Die wichtigsten Grundaussagen, die sowohl die spirituelle als auch die quantenphysikalische Ebene betreffen, sind:

◎ Bewusstsein und Realität sind untrennbar miteinander verbunden.
◎ Alles, was ist, ist Information und Energie.
◎ Das Bewusstsein verändert die Realität.
◎ Zeit ist eine Form der Wahrnehmung.

Es ist nicht nötig, Physiker zu sein, um das Wesentliche zu verstehen. Es ist auch nicht nötig, Mystiker zu sein, um es zu erkennen. Es reicht aus, ein Mensch zu sein.

Wunder sind möglich

Was einmal als Wunder galt, ist heute Naturwissenschaft. Das nimmt dem Leben aber kein bisschen von seiner Faszination. Man könnte genauso sagen: Was früher als gegeben angesehen wurde, ist heute ein Wunder. Wer nicht staunt, wenn er in die Geheimnisse der Quantenwelt eintaucht, wer meint, die Naturwissenschaft wäre eine trockene, leblose Angelegenheit, der nimmt sich selbst etwas von dem ehrfürchtigen Staunen, dem Wunder im Alltäglichen.

Die Welt befindet sich im Umbruch. Zurzeit herrscht noch die alte, materielle Weltsicht vor, die von der Verzweiflung des Sinnverlustes getragen ist. Wenn man erst einmal die Augen öffnet, ist allerdings nicht zu übersehen, dass ein Wandel stattfindet: Immer mehr Menschen erkennen, dass die rein materielle Weltsicht ausgedient hat. Denn sie kann die Suche nach Sinn nicht befriedigen – und sie kommt immer offensichtlicher an ihre Grenzen. Die natürlichen Ressourcen neigen sich dem Ende zu, die Vielfalt des Lebens wird dezimiert, das Klima wird lebensfeindlicher. Auch jene, die das Glück haben, nicht direkt betroffen zu sein, begreifen, dass es nicht so weitergehen kann wie bisher. Und warum sollte es auch? Die Menschen werden nicht glücklicher, nicht erfüllter, sondern eher unglücklicher und verzweifelter. Doch es gibt Hoffnung.

Eine neue Spiritualität breitet sich in der Welt aus. Alte Weisheiten werden wieder entdeckt und in Verbindung mit neuestem Wissen gebracht. Es setzt sich langsam – leider nur sehr langsam –, aber sicher die Einsicht durch, dass der Mensch ein Teil der Natur ist. Und es entwickeln sich neue Formen des Denkens. Das Bewusstsein der Menschheit wird bald eine kritische Grenze erreichen, wo die neuen Einsichten die Realität formen.

Der Materialismus ist ebenso wie der Idealismus an seine Grenze gestoßen – es findet ein Paradigmenwechsel statt hin zu einem Quantenbewusstsein. Die Quantenheilung ist eines von mehreren Signalen dafür, dass sich etwas ändert.

Das Quantenbewusstsein

Indem wir erkennen, dass unser Bewusstsein mehr ist als eine Funktion eines Säugetiergehirns, gehen wir einen evolutionären Schritt voran. Die Prägungen der Kultur, der Familie und unserer Lebensgeschichte sind nach wie vor wirksam – doch nach langer Suche sehen wir nun Wege, wie wir diese Prägungen überwinden und zu einem neuen Bewusstsein finden können.

Die Quantentheorie hat den Weg zu einem Quantenbewusstsein geebnet. Die wichtigsten Erkenntnisse sind einfach, aber revolutionär.

◉ *Es gibt keine Realität unabhängig vom Beobachter.* Das ist vielleicht die radikalste Einsicht und die Hürde, die am schwersten zu überwinden ist. Schließlich haben wir es bisher immer anders gelernt: »Wir« – das ist »innen«; »die Welt« – das ist »außen«. Das Quantenbewusstsein durchbricht diese Illusion. Zukünftige Generationen, die nicht mehr mit der Illusion groß werden, werden es noch leichter haben, »Wunder« zu vollbringen.

◉ *Bewusstsein und Körper sind untrennbar.* Diese Einsicht hat sich in vielen Bereichen der Medizin und Psychologie schon durchgesetzt. Psychosomatik und Psychoneuroimmunologie sind Bereiche, wo diese Einsicht das Grundprogramm darstellt. Das Quantenbewusstsein führt die beiden Bereiche nun nicht mehr zusammen, sondern es trennt sie erst gar nicht. In Zukunft wird die Sicht, dass es Körper und Geist gibt, ziemlich seltsam erscheinen.

◉ *Die biochemischen Vorgänge im Körper sind durch Achtsamkeit steuerbar.* Dieser Schritt entspricht etwa der augenblicklichen Situation. Wissenschaftler sind gerade fasziniert dabei, die Möglichkeiten dieser Einsicht auszuloten. Noch vorsichtig, noch immer sehr dem Materiellen verhaftet – doch mit zunehmendem Einblick in die Zusammenhänge wird diese Einsicht zur Selbstverständlichkeit werden.

◉ *Die Wahrnehmung der Realität ist ein erlerntes Verhalten.* Wenn wir diese Einsicht nicht nur intellektuell nachvollziehen, sondern wirklich begriffen haben, werden wir damit beginnen können, dieses erlernte Verhalten zu ändern – und werden damit die Realität verändern.

◉ *Alles ist von Bewusstsein durchdrungen.* Das, was die Religionen lehrten, wird im Quantenbewusstsein vollkommen aus dem Bereich des Glaubens herausgehoben.

Es wird zur Gewissheit. Nicht nur unser Gefühl sagt uns, dass wir Teil eines umfassenden, universalen Bewusstseins sind, sondern auch unser Verstand. Und damit werden wir endlich eins mit dem Universum.

Mit diesen kurzen Beschreibungen möchte ich andeuten, wohin die Zukunft führen kann. Verstehen Sie es bitte nicht als meine persönlichen Einsichten – ich bin nicht weiter, als Sie es sind. Auch sind diese Einsichten keine Dogmen, sondern Aufgaben. So könnte es sein, wenn wir uns mit unserem ganzen Bewusstsein auf die neuen Erkenntnisse einlassen.

Die Welt verändern

Wenn wir eine Quantenheilung initiieren, verändern wir die Welt.

Wir haben vor allem über Heilung im körperlichen und seelischen Bereich gesprochen. Wie Sie bereits wissen, ist diese Einteilung künstlich, Körper und Seele sind nicht trennbar. Aber es geht noch weiter. Auch die »Körper-Seele« ist vom Rest der Realität untrennbar. Alles ist mit allem verbunden – ein Netzwerk aus ineinander verschränkten Quanten. Eine Schwingungsveränderung setzt sich im Ganzen fort. Das heißt – und wir haben das in dem Kapitel über die konkreten Anwendungen der Quanteneinstimmung bereits gesehen –, dass wir nicht nur die Gesundheit und das seelische Wohlbefinden positiv durch Bewusstseinsakte verändern können, sondern *jeden beliebigen Vorgang*.

Die Viele-Welten-Theorie bietet eine alternative Vorstellung zur Zeitreise bei der Quantenheilung der Vergangenheit. Sie zeigt, dass die Zeitreise auch ein Sprung in eine andere Welt-linie sein kann. Das verhindert zahlreiche Paradoxien.

Zukunft

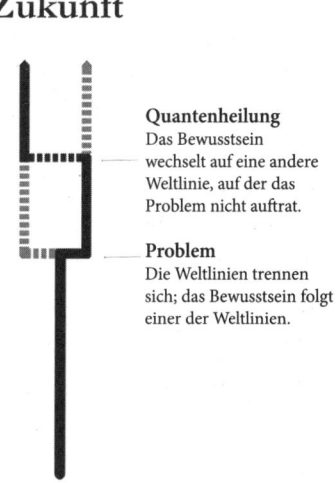

Quantenheilung
Das Bewusstsein wechselt auf eine andere Weltlinie, auf der das Problem nicht auftrat.

Problem
Die Weltlinien trennen sich; das Bewusstsein folgt einer der Weltlinien.

Vergangenheit

Um das etwas anschaulicher zu machen, sehen wir uns noch einmal das Modell der Viele-Welten-Theorie an. Wir haben davon gesprochen, dass wir die Vergangenheit heilen können. Natürlich ist der erste Gedanke eine Art Zeitreise. Das Viele-Welten-Modell macht es aber viel leichter, sich das widerspruchsfrei und ohne sich in Paradoxien zu verheddern, vorzustellen.

Stellen Sie sich vor, dass zu dem Zeitpunkt, an dem ein Problem in der Vergangenheit aufgetreten ist, eine weitere Zeitlinie entstand, die dieses Problem nicht enthielt. Wechseln Sie einfach auf eine andere, parallele Weltlinie, die eine andere Vergangenheit enthielt – und mit einem Mal ist die Vergangenheit geheilt. Denn die neue Vergangenheit war ja nie von dem Problem betroffen!

Zukunft

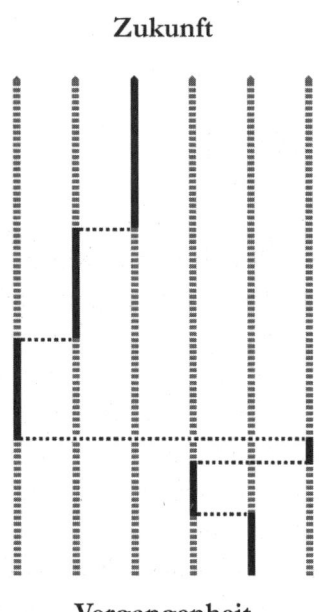

Das Bewusstsein wählt seine Welt: In der Viele-Welten-Theorie zeigt sich die Rolle des Bewusstseins besonders deutlich. Jede Entscheidung ist eine Bewegung des Bewusstseins auf einer ausgewählten Weltlinie.

Vergangenheit

Diese Vorstellung besitzt unglaubliche Implikationen. Ständig, in jedem Augenblick, finden Quantenereignisse statt. Es überlagern sich alle möglichen Zustände, bis das Bewusstsein die Wellenfunktion zum Kollabieren bringt. Doch die Viele-Welten-Interpretation macht es unserer Vorstellung leichter: Es kollabiert keine Wellenfunktion – sondern das Bewusstsein wechselt die Weltlinie!

Sehen Sie nun, wie Ihr Bewusstsein tatsächlich das Universum schafft? Ganz einfach, indem es eine Auswahl aus der unendlichen Vielfalt der Möglichkeiten trifft. Wahrscheinlich erkennen Sie jetzt, was uns zumindest theoretisch möglich ist: nämlich alles.

Wir müssen es nur wagen!

Danksagung

»Wir sind Zwerge, die auf den Schultern von Riesen stehen«, sagte Bernhard von Chartres vor fast neunhundert
Jahren. Das gilt heute mehr denn je. Doch wir bauen nicht
nur auf den Gedanken und Taten großer Geister der Vergangenheit auf – auch unsere Mitmenschen sind immer ein
Teil dessen, was wir leisten. Wir sind keine Einzelwesen in
einem gewaltigen, kalten Universum, sondern wir sind alle
Teil eines allumfassenden Bewusstseinsfeldes.

Es gibt also unzählige Menschen, denen ich zu danken
habe. Ein paar möchte ich hier jedoch besonders herausche-
ben. Ich danke meinen Eltern, die mir Wissbegierde mitga-
ben und mich auf den Weg brachten. Dr. Deepak Chopra,
der mir den ersten Impuls gab, mich mit Quantenheilung
zu befassen. Frank Kinslow, der das aktuelle Konzept der
Quantenheilung weltweit bekannt gemacht hat. Zhang
Cheng, der mir eine erste Ahnung von den Geheimnissen
der Quantenwelt vermittelt hat – was ich hier unvollständig oder falsch dargestellt habe, ist nicht ihm anzulasten,
sondern allein meiner laienhaften Auffassung. Andrea
Löhndorf und Silvia Vrablecova von Random House, die
das Buch auf den Weg brachten und es betreuten. Li Xue
Fei, der die Zeichnungen angefertigt hat. Ronald Schweppe, einem guten Freund, der immer wieder Korrektur las
und Verbesserungsvorschläge machte. Und nicht zuletzt in
Liebe meinem Mann, der mir das Selbstvertrauen gab und

mich ermutigte, dieses Buch zu schreiben, der mir mit Ideen zur Seite stand, wenn ich steckenzubleiben drohte, und der mein Deutsch in eine lesbare Form brachte.

Ohne all diese Menschen wäre dieses Buch nicht entstanden. Vielen Dank euch allen.

Anhang

Bibliographie

Arntz, William: *Bleep. An der Schnittstelle von Spiritualität und Wissenschaft.* VAK, Kirchzarten 2007

Bartlett, Richard: *Matrix Energetics.* VAK, Kirchzarten 2010

Bartlett, Richard: *Die Physik der Wunder.* VAK, Kirchzarten 2010

Bohm, David: *Die implizite Ordnung.* Goldmann, München 1989

Chopra, Deepak: *Die heilende Kraft.* Droemer Knaur, München 1995

Einstein, Albert: *Mein Weltbild.* Ullstein, Berlin 2005

Ford, Kenneth: *John Wheeler's Work on Particles, Nuclei, and Weapons.* In: Physics Today. April 2009

Govinda, Kalashatra: *Im Licht.* Südwest, München 2010

Hawking, Stephen: *Eine kurze Geschichte der Zeit.* Rowohlt, Reinbek 1998

Hawking, Stephen: *Das Universum in der Nussschale.* DTV, München 2004

Heede, Günther; Schriewersmann, Wolf: *Matrix Inform: Heilung im Licht der Quantenphysik – Selbstanwendung leicht gemacht.* Südwest, München 2010

Heisenberg, Werner: *Quantentheorie und Philosophie: Vorlesungen und Aufsätze.* Reclam, Ditzingen 1986

Kinslow, Frank: *Quantenheilung.* VAK, Kirchzarten, 2009

Laozi: *Daodejing.* (Deutsch und Mandarin) Reclam, Ditzingen 2009

Long, Aljoscha; Schweppe, Ronald: *Nicht anstrengen – leben!: Das Dao des Alltags.* Heyne, München 2009

McTaggard, Lynne: *Intention. Mit Gedankenkraft die Welt verändern.* VAK, Kirchzarten 2008

McTaggard, Lynne: *Das Nullpunkt-Feld.* Goldmann, München 2007

Schwarz, Aljoscha; Schweppe, Ronald: *NLP Praxis.* Südwest, München 2009

Schwarz, Aljoscha; Schweppe, Ronald: *Der Träumer, der Weise, das Innere Kind. Personale Integration.* Kösel, München 2004

Sheldrake, Rupert: *Das schöpferische Universum.* München, Nymphenburger 2008

Wheeler, John A.: *Gravitation und Raumzeit. Die vierdimensionale Ereigniswelt der Relativitätstheorie.* Spektrum Akademischer Verlag, Heidelberg 1992

Wilber, Ken: *Integrale Vision.* Kösel, München 2009

Zeilinger, Anton: *Einsteins Schleier: Die neue Welt der Quantenphysik.* Goldmann, München 2005

Zhang, Chang-Lin: *Der unsichtbare Regenbogen und die unhörbare Musik.* Monarda Publishing, Halle a.d. Saale 2007

Register

Abhängigkeit 124ff.
Absicht, richtige 40
Achtsamkeit 74, 76, 86, 179
Akupunktur 11, 5, 117
Alkohol 124
Alkoholsucht 103
Ängste 120f.
Atemsynchronisation 92, 105
Atman 91
Atmen 67
Atom 153f.
Ayurveda 11

Bartlett, Richard 90
Bedeutung, Verlust der 172f.
Behandelter siehe Empfänger
Behandler siehe Initiator
Behandlung, symptomatische
   49
Beobachter, bewusster 165
Beobachtung 165
Bernhard von Chartres 183
Beschwerden, körperliche und
   seelische 108
Beweglichkeit 112
Bewusstsein 34, 58, 65, 165,
   167, 170, 172f., 179
– Körper und 179
– Realität und 176
– ungetrübtes 23
Beziehungsprobleme 127
Bohm, David 12

Bohr, Nils 154
Bohr'sches Atommodell 154
Branes 169ff.
Buddha, Siddharta Gautama
   57, 79

Chakra-Heilung 51
Cheng, Zhang 12, 151
Chopra, Deepak 11f., 183
Clarke, Sir Arthur C. 18

Dao 73, 174
Daoismus 12, 174
Darwin, Charles 173
Depression 122ff.
Diabetes 103
Diagnose 111, 122
Diäten 134
Disharmonie 126
Doppelspaltexperiment 35, 157
3G-Regel 30f.
Drei-Punkt-Methode 80, 82
Drogen 124
Drogensucht 103

Eigensynchronisation 104
Einstein, Albert 94, 160f.
Empfänger 20, 58, 92, 95
Energie, negative 86
Energiebahnen 51
Energiefeld (Aura) 57
Energiemangel 116f.

Energie-Sinn 59
Energie-Spüren (Übung) 63
Erfahrungen, außerkörperliche
58
Erfolgsdruck, Reines Bewusst-
sein und 125
Erleuchtung 25, 76
Ernährung, gesunde 117
Erstverschlimmerung 44
Everett, Hugh 167, 171

Fehlhaltungen 112ff.
Fehlstellung 114
Fernheilung 93f., 96f., 101
Fingerauflegen 32
Fragen, wirklich große 171
Fünf Elemente 10, 45

Geburt 101, 133f.
Geburtrauma 133
Gedankenleere (Übungen)
73-78
Gedankenleere 74
Gedankenstille 41
Geduld 76
Gefühlsbilder 84
Gehirn 81, 130
Geldsorgen 145
Gesundheit, vollkommene
46
Gewichtsprobleme 134ff.
Ghandi, Mohandas Karam-
chand 79
Gleichgewicht 66f.
Gott 73

Haltung 112
Haltungsschäden 111
Handauflegen 32, 57f.
Handkontakt 59

Harmonie 46, 57, 65, 87, 99f.,
127, 129
Haut-Schrift (Übung) 63
Heede, Günter 14
Heilkunde 48
Heilkunde, alternative 104
Heilkunst 49
Heilung 48
Heisenberg, Werner 165
Heroin 124
Herz, Kopf und 88ff.
Herzfeld 91

Idealismus 178
Informationstheorie 168,
171
Initiator 20, 92, 95
Intention 30f., 65
Interferenz 35, 38
Interferenzmuster 38
Internetsucht 124
Intuition 60

Jesus Christus 57, 79
Jiu Zhu 11

Kind, inneres 102
Kinslow, Frank 14, 183
Koan 76
Kontaktpunkt 58, 60
Kontaktsignal 38ff.
Kontaktstelle 59
Kontaktstelle, optimale 61
Kopenhagener Deutung 161,
166
Kopf, Herz und 88ff.
Kopfschmerzen 109, 111
Körper, Bewusstsein und 179
Krankheiten 110
Krebs 103

Kreis-Methode 80
Kyphose 113

Laozi 72, 174
Lebensweisheiten 152
Lehren, esoterische 152
Leiden, chronische 103
Leiden, seelische 103
Lernen 130
Lichtpunkt-Methode 105
Lordose 113

Mantra 74
Materialismus 178
Materie 155
Materie, Hierarchie der 156
Matrix 73, 121
Medikamente 124
Meditation 36, 74, 87ff.
Medizin, chinesische 10, 46
Meister Eckhart 72, 174
Methode, energetische 51
Methode, wissenschaftliche 152
Mikroscan 60
Misshandlungen, psychische 101
Mudra 74
Muskelspannungen 113

Nackenmuskulatur 111f.
Naturheilkunde 104
Naturwissenschaft 177
Neun-Punkte-Rätsel 25
Nicht-Denken 37
Nicht-Lokalität 94
Nicht-Tun 55-78
Nicht-Wollen 87
Nikotin 124
Nullpunktebene 73, 169

Nullpunktenergie 23, 40, 156, 168f.
Nullpunktfeld 24

Orientierung 40
ORINOKO 39

Parallelwelten 167
Partnerprobleme 126ff.
Philosophie, neue 176
Photon 160, 164
Pneuma 91
POWER-QUEST 102-106, 126
Probleme, seelische 118f.
Probleme, zwischenmenschliche 128ff.

Qi 11, 91
Qi Gong 117
Quanten 153, 155ff., 160, 165
Quantenbewusstsein 178ff.
Quanteneinstimmung 79, 125
Quanteneinstimmung, retrograde siehe R-QUEST
Quantenheilung 12f., 102, 118, 180
– andere Anwendungen 136-150
– Atem und 91f.
– Gegenstände 142ff.
– Hauptessenzen 65
– materielle Umstände 144ff.
– Nahrungsmittel und Wasser 136ff.
– Pflanzen 141ff.
– Quantenphysik und 150-170
– sieben Schritte 28
– Tiere 138ff.
– Träume 147ff.
Quantenkreis 81

Quantenmechanik 164
Quantenphilosophie 171-182
Quantenrevolution 175ff.
Quanten-Selbstheilung 70
Quantentheorie 162
– Relativitätstheorie und 170
Quantentheorie 162
Quarks 153, 155
QUEST 14, 45, 79-106, 118,
  155

Realität, Bewusstsein und 176
Realität, Wahrnehmung und
  179
Reines Bewusstsein 17, 23, 35,
  37, 42, 71f., 74
– Erfolgsdruck und 125
Relativitätstheorie, Quantenthe-
  orie und 170
Relativitätstheorie, spezielle 98
Religionen 152, 174
Revolutionen, naturwissen-
  schaftliche 175
R-QUEST 100f.
Rückenbehandlung 114
Rückenbeschwerden 112f.
Rückenschmerzen 109

Scannen 59, 61, 104
Schlafmittel 124
Schmerzen 108, 110
Schmerzen, chronische 113
Schmerzgedächtnis 109
Schrödinger, Erwin 160f
Schrödingers Katze 160ff., 167
Schule 130
Schulmedizin, westliche 48,
  104
Schwangerschaft 131f.
Schwebungen 163f.

Selbsteinschätzung, negative
  101
Sensibilität (Übungen) 61ff.
Sensibilität 62
Skoliose 113
Sphären-Methode 83f., 105
Spiegelneuronen 92
Spielsucht 124
Spiritualität 173, 176, 178
– Wissenschaft und 175ff.
Stellvertreter 96
Stellvertreter-Methode 95,
  101
Strategien, psychologische 117
Stress 113, 115f.
Strings 156, 169ff.
Stringtheorie 170
Sucht 124
Superpositionszustand 160
Symbol 74
Symptome 111
Synchronisieren (Übungen) 66
Synchronisieren 64, 92
Synchronisierung 84, 94

Teilchencharakter 159
Telepathie 58
Thangka 74
Traditionelle Chinesische Medi-
  zin 11
Tunneleffkt, superluminarer 98

Übergewicht 134f.
Überlagerungszustand 166
Übungen (Gedankenleere) 73-
  78
Übungen (Sensibilität) 61ff.
Übungen (Synchronisieren) 66
Urenergie 123

Verspannungen 111
– chronische 113
Viele-Welten-Theorie 166, 181f.
Visualisierungen 81

Wahrnehmung, Realität und
179
Wahrnehmung, Sensibilisierung
der 104
Wahrnehmung, Synchronisie-
rung der 70f.
Wellencharakter 159
Wellenfunktion 164, 167, 183
Weltbild 172
Weltsicht, spirituelle 174
Wheeler, John Archibald 167,
171

Willen 86
Willenskraft 87
Wissen, naturwissenschaftliches
175
Wissen, Verlust des 173ff.
Wissenschaft 152
– Sprirualität und 175ff.
Wollen 85ff.
Wunder 177f.
Wurzelerkrankung 111

Yoga 117

Zeit 76, 176
Zurhorst, Eva-Maria 127
Zwei-Punkt-Methode 80,
82

Die Weissagung einer Maya-Priesterin

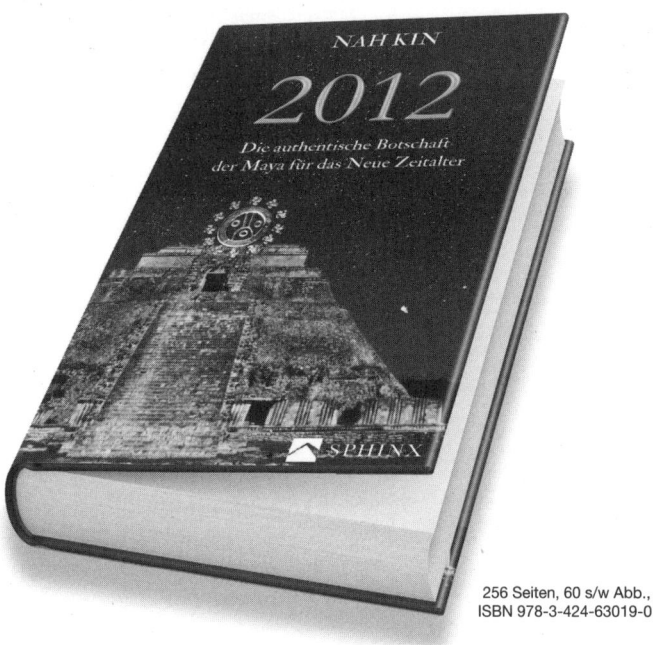

256 Seiten, 60 s/w Abb.,
ISBN 978-3-424-63019-0

Was wird geschehen, wenn der uralte Maya-Kalender im
Dezember 2012 endet? Erstmalig offenbart die eingeweihte
Maya-Priesterin Nah Kin die wahre Botschaft einer hoch-
entwickelten Kultur. Ein ebenso prophetisches wie auch
praxisorientiertes Buch, das uns auf den Übertritt in das
neue Bewusstsein vorbereitet.

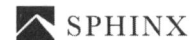